Jiri Cehovsky

Speichel der heilende Saft

Selbstheilung durch Autopathie

Die Harmonisierung von Körper und Geist
nach den Prinzipien von Homöopathie,
Schwingung und Resonanz

D1731480

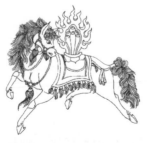

WINDPFERD

Wichtiger Hinweis: Die Informationen in diesem Buch sind nach bestem Wissen und Gewissen dargestellt. Autor und der Verlag übernehmen jedoch keine Haftung für irgendwelche Schäden aus dem richtigen oder unrichtigen Gebrauch der in diesem Buch vorgestellten Methoden. Diese sind zur Information und zur Weiterbildung gedacht. Dieses Buch macht die Betreuung durch einen Arzt, Heilpraktiker oder Psychotherapeuten nicht überflüssig, wenn der Verdacht auf eine ernsthafte Gesundheitsstörung besteht.

Titel der Originalausgabe *Autopatie – Cesta k telesne a dusevni harmonii*
Erschienen bei Nakladatelstvi Alternativa, Praha
Autorisierte Übersetzung aus dem Englischen von Sylvia Luetjohann
Copyright der Originalausgabe 2003 by Jiri Cehovsky

1. Auflage 2004
© 2003 by Windpferd Verlagsgesellschaft mbH
Alle Rechte vorbehalten
Umschlaggestaltung: Peter Krafft, Designagentur, Bad Krozingen
Illustration auf Seite 148: Peter Ehrhardt
Gesamtherstellung Schneelöwe, Aitrang
www.windpferd.de
ISBN 3-89385-443-6

Printed in Germany

Inhaltsverzeichnis

Teil III
Autopathie in der Praxis – Fallgeschichten

Teil IV
Selbstheilung

Vorwort

Bei der Autopathie handelt es sich um eine ganzheitliche Methode. Ihre Wurzeln reichen tief in die Vergangenheit zurück, und sie ist nach und nach aus der Weisheit von Generationen hervorgegangen. Obwohl Hinweise auf autopathische Betrachtungsweisen und Behandlungsansätze in der homöopathischen, der ayurvedischen und anderer Literatur zu finden sind, ist dies die erste systematische Darlegung dieser Methode.

Sie enthält meine persönlichen, über einen Zeitraum von nur wenigen Jahren aufgezeichneten Beobachtungen, die jedoch durch eine mehr als 22-jährige Erfahrung in der Behandlung von Menschen mit klassischer Homöopathie gestützt werden. Demnach ist die Methode der Autopathie im Entstehen begriffen. Wir beginnen gerade die Gesetzmäßigkeiten hinter den ganzheitlichen Wirkungen bei der Verwendung unseres eigenen, homöopathisch hochverdünnten Speichels oder anderer Körpersekrete zu begreifen. Unter diesem Aspekt sollte das vorliegende Buch beurteilt werden. Es bietet keine endgültigen Schlussfolgerungen oder Empfehlungen an. Es enthält auch keine Sammlung von Anleitungen, wie man in spezifischen Situationen zu verfahren hat, sondern vielmehr einen Bericht über meine Erfahrungen und ist damit durch die Zeit und andere Faktoren eingeschränkt. Die Autopathie sollte kein Ersatz für die Homöopathie oder andere alternative oder auch konventionelle und spezialisierte Behandlungsmethoden sein. Sie sollte vielmehr ein weiterer Beitrag, eine andere Herangehensweise an ganzheitliche Heilung sein, die neue und – das erlaubt mir meine Erfahrung zu sagen – bisher ungeahnte Möglichkeiten bietet. Sie geht auf ein Verständnis zurück, das sie nur mit bestimmten religiösen Systemen, wozu der Buddhismus gehört, gemeinsam hat: dass jeder seine Heilung in sich selbst trägt.

TEIL I

Die Vorgeschichte

Eine Fallgeschichte

Vaclav suchte zum ersten Mal im Frühjahr 2002 meine homöopathische Sprechstunde auf. Er war 35 Jahre alt, dünn und sein schuppiges Gesicht war mit großen, roten und stellenweise eiternden Wunden übersät. Seine Brust, seine Arme und Schultern sowie sein Rücken wiesen denselben Zustand auf. Das atopische Ekzem juckte und zwang ihn dazu, sich an den empfindlichen Stellen zu kratzen. Durch die ständigen unangenehmen und schmerzhaften Sinneswahrnehmungen litt er manchmal unter Fieber, das von Schüttelfrost begleitet war. Er sagte mir, dieser Zustand könne sich jederzeit verschlimmern, vor allem als Reaktion auf den geringsten psychischen Stress. Von früher Kindheit an war seine Krankheit von Ärzten behandelt worden. Nach der Pubertät hatte er mehrere Jahre ohne atopisches Ekzem gelebt, obwohl er damals stark unter Heuschnupfen gelitten hatte. Seit dem Alter von 27 Jahren war er jedoch wieder gezwungen gewesen, dermatalogische Spezialkliniken aufzusuchen.

Seit einigen Jahren litt er auch unter Schmerzen an der Basis seines rechten Brustkorbs. Dies war von Ärzten als schlecht funktionierende Gallenblase diagnostiziert worden. Die Schmerzen wurden häufiger, besonders wenn er Knoblauch, fette Speisen oder allgemein zu viel gegessen hatte. Gelegentlich erlitt er schwere Anfälle, die ihn dazu zwangen, sich vorübergehend aus dem Alltagsleben zurückzuziehen. Einen derartigen Anfall hatte er gerade drei Tage zuvor erlebt. Die Anfälle waren durch Magenkrämpfe, Schmerzen im gesamten Magenbereich, Blähungen und Durchfall sowie eine erhöhte Temperatur – 37,6° C während des letzten Anfalls – gekennzeichnet.

Vaclav war ernstlich darüber besorgt, dass es ein schlimmes Ende nehmen könnte, wenn sich sein medizinischer Zustand mit derselben Geschwindigkeit weiterhin verschlechtern würde. Deshalb hatte er beschlossen, einen ganzheitlichen Behandlungsansatz einzuschlagen; vor drei Monaten hatte er sich bei mir angemeldet und war nun in der Hoffnung zu mir gekommen, dass ich problemlos und rasch Erfolg haben würde, wo alle meine Vorgänger gescheitert waren.

Zuerst schien sein Fall sich nicht sonderlich für eine homöopathische Behandlung zu eignen, da das pathologische und psychologische Profil keinerlei zuverlässigen Hinweis auf das Heilmittel bot (eine kurze Erklärung folgt später). Ich hatte gerade erst damit begonnen, Autopathie zu praktizieren, und wendete sie nur – teilweise auf der Basis von früheren Behandlungen, wie ich später noch ausführen werde – bei ein paar chronisch kranken Patienten an. Daher zögerte ich etwas, bevor ich ihm Autopathie empfahl. Ich sagte ihm, dass wir bei der Homöopathie, die ich 22 Jahre lang praktiziert hatte, nach einer natürlichen Substanz suchen, die mit seiner ganzen Persönlichkeit in Resonanz sein und seinen Organismus schwingungsmäßig wieder auf den Zustand der Gesundheit einstimmen kann. Diese Substanz muss immer stark verdünnt werden – bis herunter zu immateriell kleinen „Mengen". Für manche könnte es sich dabei um Katzenmilch *(Lac felinum)* handeln, für andere um titriertes Bienengift *(Apis mellifica)*, während andere in Resonanz mit Viperngift *(Lachesis)* stehen und wieder andere mit menschlichem Eiter *(Medorrhinum, Psorinum)*, selbstverständlich unendlich verdünnt und daher harmlos, mit der Pflanze *Lycopodium* (Bärlapp) oder mit Mineralien wie Schwefel *(Sulfur)* oder Phosphor. Es kann manchmal kompliziert und eine große professionelle Herausforderung sein, die richtige Substanz zu finden. Je näher die Substanz ihrem Wesen nach dem Patienten ist, desto treffender ist die Resonanz und desto wirksamer die Behandlung und die Heilung tiefer und länger andauernd. Die Aufgabe besteht darin, das richtige Heilmittel für den Patienten so rasch wie möglich zu finden.

In der Homöopathie suchen wir eine Substanz, die so genau wie möglich auf den Patienten eingestimmt ist und beispielsweise pflanzlichen, tierischen oder menschlichen Ursprungs sein kann. In der Autopathie verwenden wir jedoch keine Substanzen aus der umgebenden Natur. Stattdessen befürwortet die Autopathie die Verwendung einer körpereigenen Substanz des Patienten – seinen Speichel. Diese Substanz ist auf genau dieselbe Weise eingestimmt wie der Patient, aber selbstverständlich nicht in der gleichen Beschaffenheit wie im Munde des Patienten. Ähnlich wie bei der homöopathischen Methode wird Wasser für die Verdünnung zu einer feinstofflichen Stufe benutzt, die von einem materialistischen Standpunkt aus nicht-materiell ist, und dann nur ein einziges Mal verwendet. Dieser unendlich verdünnte Speichel enthält die gesamte Information über den Organismus, die ihm eingeprägte Schwingung, und garantiert die vollkommene Resonanz mit dem die feinstoffliche Schwingung aufbauenden Prinzip, das jeder in sich trägt.

Ich gab Vaclav eine spezielle Glasflasche und Anleitungen dafür, wie er sich zu Hause die autopathische Substanz – die so genannte *Fluxdilution* – in hoher Potenz herstellen sollte (detailliertere Erklärungen dazu folgen später). Einfach ausgedrückt, sagte ich ihm: „Spucken Sie in das Glas, füllen Sie es mit fünf Liter reinem mineralarmem Wasser ohne Kohlensäure auf, und geben Sie von dieser Verdünnung ein paar Tropfen auf Ihre Zunge. Werfen Sie das Glas (später nannte ich es „autopathische *Flux Phiole*") dann weg, und kommen Sie in ein paar Wochen zu einer Nachkontrolle wieder." Nachdem ich dies gesagt hatte und es mir schwer fiel, meine Neugier zu verbergen, blickte ich in sein intelligentes, von Leid geprägtes Gesicht, um zu sehen, was für ein Gesicht er zu meinem Vorschlag machen würde. Zu meiner Überraschung zuckte er nicht einmal mit der Wimper. „Gut", sagte er. Sein Vertrauen rührte vielleicht auch daher, dass er mich vor einem halben Jahr in einer Fernsehsendung über Gesundheitsthemen gesehen hatte, wo ich mit der Tochter eines Kinderarztes aufgetreten war, die ich einmal mit Homöopathie von einem ähnlichen Ekzem geheilt hatte. Er nahm die Flasche und den Vordruck mit, wie er die Fluxdilution zu Hause in seinem Bad herstellen konnte.

Zwei Wochen später rief er mich an und sagte mir, dass er immer noch seine Gallenblase spüren könnte, aber keine weiteren Anfälle oder ausgesprochene Schmerzen mehr erlebt hätte. In der ersten Woche nach Verwendung der Fluxdilution hatte sich das Ekzem etwas verschlimmert; in der zweiten Woche begann es aus seinem Gesicht zu verschwinden und ließ stattdessen einige Erhebungen auf der Haut zurück, die wie Pickel aussahen. Nun, zwei Wochen nach Anwendung der Behandlung, war fast nichts davon mehr auf seinem Gesicht zurückgeblieben.

Drei Monate nach Verabreichung der einmaligen Fluxdilution trafen wir uns wieder. Er holte die Notizen hervor, zu denen ich ihm geraten hatte, um auffallende Veränderungen in seinem Gesundheitszustand zu vermerken, so dass er bei der Nachkontrolle darauf zurückgreifen konnte. Wie schon zuvor, war er damit einverstanden, die Untersuchung auf Video aufzunehmen (für Vorträge an der Homöopathischen Akademie in Prag verwende ich manchmal Video-Aufzeichnungen). Das Video war bemerkenswert trotz der Tatsache, dass sein Gesicht nun medizinisch gesehen ziemlich uninteressant und völlig normal aussah – das heißt, ohne Ekzem und ohne Schorf. Er berichtete, dass das Ekzem überall am Körper mit Ausnahme eines leichten Ausschlags in den Armbeugen verschwunden sei. Auch alle Schmerzgefühle waren verschwunden. Nach Anwendung der Fluxdilution hatte es nur sechs Wochen gedauert, bis dieser Zustand erreicht war. Die Gallenblase hatte sich sehr gebessert und verursachte ihm keine Schmerzen mehr. Während des gesamten Zeitraums hatte er keine Gallenkrisen erlebt und wurde nur an seine Galle erinnert, wenn er Diätfehler machte. Im Allgemeinen fühlte er sich sehr wohl und gesund, was für ihn ein völlig neues Lebensgefühl war. Beim Abschied vereinbarten wir, dass er sich bei mir melden würde, wenn irgendwelche Komplikationen auftreten sollten.

Anderthalb Jahre, nachdem Vaclav die Fluxdilution zum ersten Mal angewendet und einmal wiederholt hatte, ist er – was mehrere Nachkontrollen bestätigten – völlig beschwerdefrei und hält sich nicht einmal mehr an eine bestimmte Diät.

Dies ist nur einer von vielen Fällen, die ich erlebt habe, wo so genannte unheilbare chronische Krankheiten durch die harmonisierende Wirkung der Autopathie überwunden worden sind. In diesem Fall war die Behandlung unglaublich unkompliziert. Ich sollte am Anfang vielleicht darauf hinweisen, dass dieser Prozess nicht immer so rasch oder derart geradlinig verläuft.

Wie mir die Augen geöffnet wurden

Wenn wir auf etwas Neues, uns nicht Vertrautes stoßen, stellen wir immer Fragen. Wie war es möglich, dass Vaclav durch eine verdünnte Form seines eigenen Speichels geholfen werden konnte? Und zwar besonders dann, wenn schon das Wort „verdünnt" eine Untertreibung ist, denn in seinem Fall betrug diese Verdünnung 10^{400}. Es ist bekannt, dass bei einer Verdünnungsstufe von 10^{24} die so genannte Avogadro'sche Zahl überschritten wird, das heißt, dass die Lösung keinerlei Partikel der Originalsubstanz mehr enthalten kann. Und nicht nur das, sondern wie die überraschte Mutter eines kleinen Jungen scherzhaft ausrief, als ich eine autopathische Behandlung mit Speichel vorschlug: „Wie könnte denn sein verdünnter Speichel dabei helfen, ihn zu heilen, wenn er das Zeug doch unverdünnt schon sein ganzes Leben lang geschluckt hat?"

Ich will versuchen, dies so präzise wie möglich zu beantworten, aber erwarten Sie keine Antwort, die so knapp ist, dass sie auf ein Telegramm passen würde. Trotz der überraschenden Einfachheit der Anwendung des Speichels ist es tatsächlich sogar ziemlich kompliziert, diesen Dingen auf den Grund zu gehen. Ich habe 22 Jahre dafür gebraucht, um das Stadium zu erreichen, welches in diesem Buch beschrieben wird. Weil ich die Meinung vieler zeitgenössischer Naturwissenschaftler teile, dass es unmöglich ist, den Beobachter von dem Prozess, den er beobachtet, zu trennen, dass es keine völlig objektiven Berichte und Forschungen gibt, weil die Beziehung zwischen dem Forscher und dem erforschten Gegenstand von einer ständigen Wechselwirkung bestimmt ist, werde ich kurz meine eigene Entwicklung auf diesem Gebiet beschreiben.

Bis zum Alter von dreißig Jahren lebte ich so „wie jeder andere auch". Das heißt, dass ich mich nicht um meine Gesundheit kümmerte, weil ich es nicht für nötig hielt. Für meine Probleme machte ich andere verantwortlich, insbesondere die Behörden, schlechte Lehrer, Geldmangel, das Wetter usw. Alle paar Jahre ging ich in unser Gesundheitszentrum und ließ mir Penicillin gegen eine Halsentzündung geben. Doch alles veränderte sich, als ich 33 Jahre alt war. Es begann mit hohem Fieber und verschlimmerte sich später durch Magenschmerzen. Nachdem ich Antibiotika eingenommen hatte, verschwand das Fieber, aber der Schmerz im Magen – oder genauer: im Dünndarm – blieb. Und nicht nur das, ich bekam auch Probleme beim Wasserlassen. Ich suchte einen bekannten Mediziner auf, der mich rektal untersuchte und eine entzündete Prostata diagnostizierte. Ich ging ein weiteres Jahr zu ihm, ohne dass eine Veränderung in meinen Symptomen eintrat, konsumierte gewissenhaft das mir verschriebene Biseptol und andere Leckerbissen – und wartete darauf, dass die herkömmlichen Arzneimittel ihre Wirkung zeigten. Das geschah nicht, und nach einem Jahr teilte mir der Arzt mit, dass ich mich an meine Probleme gewöhnen müsste, da sie chronischer Natur wären, und ich niemals einen Arzt finden würde, der mich von ihnen befreien könnte. Er war ein bescheidener grauhaariger Mann mit sehr viel Erfahrung – und ich glaubte ihm.

1980 stürzte ich mich dann in das Studium von Büchern über Heilpflanzen. Einige Zeit später schickte mir meine Schwester, die in England lebte, homöopathische Literatur, die, aufeinander gestapelt, einen knappen Meter hoch reichte. Später schickte sie mir auch Heilmittel. Nach einem weiteren Jahr waren meine Beschwerden, die ich homöopathisch mit den Heilmitteln behandelt hatte, welche ich in dicken homöopathischen Büchern als für mich geeignet entdeckte, vollständig verschwunden und kehrten im Laufe der folgenden 22 Jahre nie mehr zurück.

Dies überzeugte mich davon, dass es manchmal notwendig ist, nach der Wahrheit anderswo als in offiziellen Institutionen und schulischen Lehrplänen zu suchen. Damit begann meine homöopathische Phase, die bis heute andauert. Im Jahre 1980, als ich zuerst in Berührung mit der Homöopathie kam, hatten nur wenige Menschen in meinem Umkreis davon überhaupt etwas gehört. Ich machte es mir zur Aufgabe, anderen davon zu erzählen, ob in der Kneipe bei einem Bier oder in dem Verlag, wo ich Kinderbücher lektorierte; ich beriet Freunde und Kollegen und versorgte sie mit homöopathischen Mitteln. Beispielsweise hatte ein Kollege Probleme beim Wasserlassen; ich gab ihm eine Verdünnung, die ich selbst hergestellt hatte – potenzierte Petersilie – und es ging ihm sofort besser. Ein anderer litt an Heuschnupfen; nachdem er potenziertes Kochsalz eingenommen hatte, verbesserte sich sein Zustand so sehr, dass er diesbezüglich niemals wieder zu Arzneimitteln greifen musste. Es gab mehrere solcher Fälle, und alle Betroffenen äußerten sich zufrieden. Meine kleinen Kinder mussten keine lange Wartezeiten mehr beim Arzt wegen Problemen mit den Bronchien und Nebenhöhlen verbringen. Während sie noch vor kurzem häufig Schulstunden versäumt hatten, fehlten sie jetzt praktisch überhaupt nicht mehr. Manchmal behielten wir sie sogar zu Hause, damit sie sich nicht darüber ärgerten, weitaus öfter als die anderen Kinder zur Schule gehen zu müssen.

Alles dies wurde durch potenzierte oder hochverdünnte Pflanzen, Mineralien oder Schlangengifte möglich. Viele der Präparate stellte ich selbst her. Die Homöopathie wurde schlicht und einfach zu meinem Lebensinhalt. Als unser Land, die Tschechoslowakei, 1989 seine Freiheit wiedererlangte, begann ich Vorträge zu halten und homöopathische Fachliteratur und spezialisierte Software für Diagnostik zu veröffentlichen, Lehrer für Homöopathie aus England, Indien, Deutschland und Holland einzuladen, um Vorträge zu halten, gab eine homöopathische Fachzeitschrift heraus und besuchte homöopathische Vereinigungen. Mir wurde klar, dass die Homöopathie eine neue Qualität in der Geschichte der menschlichen Kultur darstellte. Zusammen mit der Entdeckung der Homöopathie hatte ich auch in der buddhistischen Philosophie die Erklärung für gewisse grundlegende Fragen gefunden, die ich mir gestellt hatte, und erkannt, dass beide verblüffende Ähnlichkeiten aufweisen.

Feinstoffliche Substanzen

Die persönliche Zubereitung von homöopathischen Potenzen stellt eine unschätzbare Erfahrung in meinem Leben dar. Sie erschließt neuen Raum zum Nachdenken. In der Apotheke sind homöopathische Arzneimittel äußerlich praktisch nicht von anderen Medikamenten zu unterscheiden. Wenn Sie jedoch nach demselben Verfahren wie Samuel Hahnemann, dem Entdecker der Homöopathie und der Heilwirkung hochverdünnter Substanzen, selbst ein homöopathisches Heilmittel herstellen, werden Sie verstehen, dass Sie sich praktisch auf demselben Boden wie Alchemisten, Yogis und Schamanen bewegen – Sie betreiben regelrechte „Magie" und bringen aus einem *Etwas* ein *Nichts* hervor. Nachdem Sie die Glasflasche dreimal geleert und wieder aufgefüllt haben, ist bereits nichts mehr übrig von den ursprünglichen paar Tropfen der Pflanzentinktur, aber Sie fügen weiter destilliertes Wasser hinzu und übertragen jedes Mal ein Hundertstel des Inhalts auf eine andere Flasche – dreißig oder sechzig Mal. Die daraus resultierende Dilution wirkt und heilt dort, wo andere Medikamente versagt haben. Und nicht nur das, sondern diese Zubereitung aus hochverdünntem Material wird aus einer Substanz gewonnen, die in ihrem Anfangszustand keinerlei Heilwirkung hat, beispielsweise Gold oder Kochsalz. Je feiner und verdünnter das *Etwas*, desto wirksamer ist es. Je weniger Substanz da ist, desto ähnlicher wird sie der geistigen Idee, dem Gedanken – der stärksten und einflussreichsten Kraft überhaupt. Die Substanz verliert ihre grobstoffliche materielle Form und wird auf eine ideelle feinstoffliche Ebene erhoben, von wo aus alles auf die materielle Welt herabstrahlt. Je tiefer sie sinkt, desto mehr verliert sie an Wert und entfernt sich von ihrer ideellen „vollkommenen" Form. Je höher sie ist, desto mehr reicht sie an die Vollkommenheit heran. Der Begriff „feinstofflich" oder „subtil" stammt aus dem Buddhismus und anderen östlichen Weisheitslehren und bezeichnet dort höhere Existenzebenen, die von unseren irdischen Sinnen nicht erfasst werden können. Auch Plato gehörte zu jenen, die bemerkten, dass die materielle Welt nur das Produkt, die Widerspiegelung der feinstofflichen immateriellen Welt der Ideen ist. Die gleichen Vorstellungen finden sich auch in der Kabbala, im Yoga, in der Alchemie, im Buddhismus und in der Bibel, wo das Paradies erwähnt wird, eine höhere feinstoffliche Welt, aus welcher der Mensch als Folge seiner Begierden und Vergehen in die grobstoffliche materielle

Welt vertrieben wurde. Dieses hierarchische System, das sich vom Geistigen oben bis zum Körperlichen unten erstreckt, kommt sehr gut in der Form von europäischen Kirchengewölben und buddhistischen Stupas zum Ausdruck: von der schlanken, leichten und oft vergoldeten Spitze bis zur massiven, kräftigen Basis. Die Form einer Pyramide ist Zeugnis für denselben Prozess.

In der Homöopathie bildet die Vorstellung von einer höheren immateriellen, nach buddhistischer Terminologie feinstofflichen, nach Hahnemann geistartigen Materie, welche die Ursache der grobstofflichen materiellen Erscheinungsformen ist, die Basis ihrer Lehre. In Paragraph 9 und 10 seines *Organon der Heilkunst*[1], dem Grundlagenwerk der Homöopathie, erklärt Hahnemann, dass „ein Mensch im gesunden Zustand von einer geistartigen Lebenskraft nur aufgrund des immateriellen Wesens belebt wird, das den materiellen Organismus belebt, ihm alle Empfindungen verleiht und seine Lebensverrichtungen bewirkt".

Hahnemann (1755–1843) war ein jüngerer Zeitgenosse von Emanuel Swedenborg (1688–1772) und zweifellos tief inspiriert von dem Gedankengut des schwedischen Philosophen. Dieser gründete sein System auf Wissen, das er in Zuständen höherer Wahrnehmung erlangte, in denen er erhabene himmlische Welten aufsuchte, Gespräche mit Engeln führte und darin unterwiesen wurde, wie das Universum funktionierte, das vom grobstofflichen materiellen Bereich bis zu den feinstofflichsten himmlischen Sphären hierarchisch aufgebaut war (nach seinen Berichten gab es mehrere dieser höheren Sphären, die hierarchisch übereinander angeordnet waren). Swedenborgs Beschreibung der himmlischen Welten ähnelt sehr den Berichten von meditierenden buddhistischen Mönchen und Yogis, die ebenfalls feinstoffliche Welten oder höhere Realitätsebenen aufsuchten. Im buddhistischen Pali-Kanon, der Geschichten von Buddha und seinen Schülern nacherzählt, sowie auch in der tibetischen Kosmologie gibt es viele ähnliche Beschreibungen.

Swedenborg, der aus einer christlichen Tradition stammte (sein Vater war protestantischer Bischof und Beichtvater der schwedischen Königin), verdient an dieser Stelle eine etwas ausführlichere Erwähnung. Er hat nicht nur einen tiefen Einfluss auf die Entwicklung des europäischen Denkens zu Ende des 18. und zu Beginn des 19. Jahrhunderts ausgeübt, sondern steht auch für die philosophischen Ursprünge der Homöopathie und die Herstellung und Verwendung von hochverdünnten potenzierten Substanzen.

Eine von Swedenborgs Grundanschauungen lautet, dass der Mensch ein multidimensionales Wesen ist, welches sowohl im grobstofflichen materiellen Bereich auf Erden und – durch seine Gedanken und Gefühle – auch in einer höheren Sphäre, im Himmel lebt. Diesen höheren himmlischen Teil des Menschen bezeichnete er als den „Inneren Menschen". Es muss zuerst etwas im feinstofflichen himmlischen Bereich geschehen, bevor es sich im grobstofflichen irdischen Bereich, im Körper manifestiert. Diese beiden Bereiche sind eng miteinander verbunden, und der niedere Bereich wird unaufhörlich, Augenblick für Augenblick, durch sein höheres Äquivalent erzeugt. Swedenborg schrieb, dass sich nicht einmal „das kleinste Härchen auf einem Tier" bewegen könne, ohne dass dieses Geschehen seine Wurzeln in der höheren Sphäre habe. Der Ursprung eines jeglichen Phänomens, Dinges oder Geschehens liegt immer in der feinstofflichen Materie, wobei sich der Einfluss nach unten zum grobstofflichen materiellen Bereich hin ausdehnt. Die feinstoffliche himmlische Sphäre ist jedoch nicht außerhalb vom Menschen, sondern ruht im Gegenteil in ihm. Die Reise nach oben bedeutet keine äußere, sondern eine innere Reise. Einem ähnlichen Weg des Denkens waren bereits die Sufis und in der christlichen Tradition die Rosenkreuzer gefolgt, welche den Menschen mit einer Saite (engl. *string*) ähnlich einem Faden verglichen, die zwischen Himmel und Erde gespannt ist und schwingt. Das Bewusstsein kann sich entlang dieser Saite aufwärts zu den höheren feinstofflicheren Schwingungen oder abwärts zu den niederen materiellen Schwingungen bewegen. Auf dieses Bild einer Saite werden wir später noch zurückkommen.

Für den Augenblick wollen wir jedoch mit Swedenborg und insbesondere seinen Anhängern in den Reihen der Homöopathie fortfahren. Unter diesen gehörten die Amerikaner Constantin Hering und James Tyler Kent zu den wichtigsten. Gemeinsam mit ihren Schülern und ihren Familien besuchten beide regelmäßig Swedenborgs Tempel seiner „Neuen Kirche". Beide waren die Begründer der modernen homöopathischen Philosophie und ihrer Behandlungsmethoden unter Verwendung hochverdünnter Substanzen, wobei sie im Wesentlichen an Swedenborgs Sicht der Organisation des Universums festhielten. Kent schrieb, dass man sich den Menschen als einen Punkt umgeben von drei konzentrischen Kreisen vorstellen kann. Der Punkt ist der Innere Mensch, der spirituelle Mensch, der um sich herum als ersten Kreis den Geist, als zweiten das Gefühl und als dritten die materiellen physischen Organe erschafft. Die Organisation des gesamten Systems geht aus dem Zentrum hervor. Krankheit bedeutet eine Störung der aus dem Zentrum gelenkten Organisation. Folglich muss Krankheit, Desorganisation, in dem immateriellen Zentrum behoben und durch eine neu errichtete Organisation ersetzt werden. Arzneimittel in einer immateriellen Verdünnung wirken auf das immaterielle Zentrum ein.

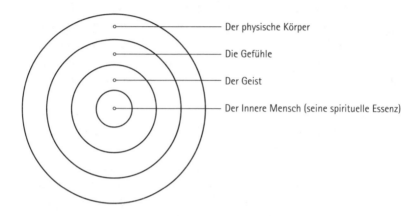

Der physische Körper

Die Gefühle

Der Geist

Der Innere Mensch (seine spirituelle Essenz)

In diesem Zusammenhang ist es wichtig zu erkennen, dass das Zentrum keine vollkommene Seele ist, auch wenn es auf der himmlischen (spirituellen) Seinsebene lokalisiert ist. Es kann individuell sogar ziemlich unvollkommen sein, und seine Unvollkommenheit sollte behandelt werden, weil sie für Krankheit auf unserer Wahrnehmungsebene verantwortlich ist – in unserem Geist und im physischen Körper. Wir sollten uns ins Gedächtnis rufen, dass es nach Swedenborg mehrere höhere (himmlische) Ebenen gibt und dass diese gemäß ihrem Grad an Vollkommenheit hierarchisch organisiert sind. Sie sind nicht völlig getrennt voneinander, sondern eine leitet sich aus der anderen ab; der Grad an Vollkommenheit nimmt nach unten hin ab.

Schon Hering hatte die Regel aufgestellt, die er aus der Beobachtung der Reaktionen von Menschen auf homöopathische Arzneimittel in nichtmaterieller Potenz erhalten hatte, dass der erste Bereich, der nach einer genau verordneten, ganzheitlich wirksamen Arznei geheilt werden muss, der Geist ist, der dem immateriellen Zentrum am nächsten liegt. Danach kommen die Gefühle, und erst dann erreicht die therapeutische Wirkung die physischen Organe. Auch diese werden auf Grundlage einer Hierarchie geheilt, angefangen bei den zentralen lebenswichtigen Organen, wie beispielsweise dem Herz, die dem individuellen spirituellen Zentrum in der Hierarchie am nächsten stehen; dieses wiederum ist veränderlich und sicherlich nicht vollkommen.

Amerika war im 19. Jahrhundert ein sehr spirituelles Land, und die Mehrheit der Bevölkerung hatte teil an einer tiefen Religiosität. Vielleicht war dies der Einfluss durch die Tradition der Pilgerväter auf der „Mayflower" und durch die Gründer der Vereinigten Staaten, Washington, Jefferson und Franklin, die Rosenkreuzer und Freimaurer waren (es ist interessant, dass Hahnemann ebenfalls ein Freimaurer war). Auch Swedenborgs Lehre wurde in den USA offener aufgenommen als anderswo. Tatsächlich gab es gegen Ende des 19. Jahrhunderts an vielen Orten mehr stark von Swedenborg beeinflusste Homöopathen als solche Ärzte, die normale materialistische Medizin praktizierten. Es war daher ganz natürlich, dass die Mehrzahl der amerikanischen Homöopathen in Übereinstimmung mit Paragraph 9 von Hahnemanns *Organon* davon überzeugt gewesen sein dürften, dass ein genau verordnetes Heilmittel in hoher nicht-materieller Potenz eine positive Wirkung nicht nur auf den Zustand der physischen Organe hat, sondern zuerst auf das feinstoffliche Zentrum, das spirituelle Zentrum des Menschen und dadurch letztlich auch auf seine nächste Geburt (Bewusstseinsübergang) in den himmlischen Bereichen usw. Obwohl dies in homöopathischen medizinischen Büchern nicht erwähnt wurde, handelte es sich dabei um eine Tatsache, die sich logisch aus der homöopathischen Philosophie ergab. Homöopathie und die Verwendung von hochverdünnten Substanzen, die in den Arzneimitteln latent vorhandenen *geistartigen* Kräfte (Hahnemann), ist daher ihrem innersten Wesen nach ein *spirituelles* System. Die ganzheitliche Wirkung der immateriellen Arzneimittel, die sich hauptsächlich auf die immaterielle, hierarchisch organisierte bestimmende Sphäre des Menschen konzentriert, schließt nicht nur ein, den materiellen Körper auf eine höhere Ebene der Gesundheit zu erheben. Ihre Hauptfunktion besteht darin, das Bewusstsein (den Geist oder die Seele, welchen Begriff Sie auch immer vorziehen) auf eine höhere spirituelle Ebene zu erheben, von wo aus sich selbstverständlich auch die davon abhängigen physischen Funktionen verbessern.

Hochpotenzierte verdünnte Substanzen wirken gemäß dem Resonanzprinzip auf das nicht-materielle Zentrum, den Inneren Menschen. Wenn Sie zwei identisch gestimmte Stimmgabeln nebeneinander legen und leicht auf die eine schlagen, dann summt auch die andere. Wenn Sie dagegen zwei unterschiedlich gestimmte Stimmgabeln nebeneinander legen und die eine anschlagen, dann wird die andere nicht einmal in Schwingung versetzt. Im ersten Fall ist Resonanz vorhanden, im zweiten nicht. Wir suchen nach einem Arzneimittel, das den nächstmöglichen Grad an Resonanz zur Schwingung des Patienten hat. Dadurch kann dann die nicht-materielle Potenz das nicht-materielle Zentrum im Patienten in seiner eigenen ursprünglichen (gesunden) Melodie zum Schwingen bringen. Dies ist nur dann möglich, wenn das Arzneimittel ähnlich oder identisch eingestimmt ist. Der Begriff „Resonanz" führt uns direkt zum Begriff der *Frequenz*. Die Stimmgabeln müssen in genau der gleichen Frequenz, also der Anzahl von Schwingungen pro Sekunde, gestimmt sein. Selbst die geringste Abweichung in der Frequenz bedeutet, dass sogar wiederholte feste Schläge nur eine leichte Resonanz in der zweiten Stimmgabel hervorrufen werden. Diese klingt jedoch in ihrer ursprünglichen Frequenz und nicht in der Frequenz der anderen Stimmgabel. Wenn die Frequenzen nicht ähnlich sind, gibt es keine Resonanz.

Wir haben damit einen Menschen mit seiner individuellen Frequenz, der Frequenz seiner persönlichen, zwischen Himmel und Erde (bzw. zwischen mehreren Himmeln und der Erde) gespannten Saite, und wir suchen nach einer möglichst ähnlichen Frequenz in der Natur, die ihm gleicht und in ihm zum Schwingen kommt. Wir erkennen diese Frequenz aufgrund der Tatsache, dass sie bestimmte Symptome – vorübergehende Veränderungen im mentalen und physischen Körper – bei gesunden Testpersonen hervorruft. Diese sind in der *Homöopathischen Materia Medica* dokumentiert. Durch den Vergleich zwischen den Fallgeschichten unserer Patienten und der *Materia Medica* finden wir Homöopathen heraus, dass die Symptome unseres Patienten (bzw. die von seinem nicht-materiellen Organisationssystem, nach Hahnemann der *Dynamis*, erzeugten Symptome) mit einem ganz bestimmten Arzneimittel und keinem anderen übereinstimmen. Das bedeutet, dass dieses Arzneimittel ähnliche Frequenzmerkmale wie die spirituelle *Dynamis* des Patienten haben muss und dadurch ähnliche Symptome erzeugt. Durch die Resonanz ist das Arzneimittel, wenn es auf eine feinstoffliche Ebene verdünnt wird, dann dazu fähig, das innere feinstoffliche Schwingungszentrum, die *Dynamis*, des Patienten auf eine höhere (ursprüngliche) Schwingungsebene zu erheben und es dem gesamten, allmählich zusammenbrechenden und schwächer werdenden System zu ermöglichen, zu seiner ursprünglichen Harmonie zurückzukehren. Die Krankheit, das Unwohlsein, hat niemals einen lokalen Ursprung, sondern ist stets das Signal für einen Fehler, eine Schwachstelle im nicht-materiellen Organisationszentrum. Obwohl die Krankheit als geringfügig oder lokal wahrgenommen wird, ist sie immer ein Problem des Zentrums und daher des Ganzen.

Es existiert ein homöopathisches *Repertorium*, das eine alphabetisch geordnete Liste von Symptomen, Krankheiten, Problemen und menschlichen Charaktermerkmalen enthält und für jede Kategorie, für ein jedes dieser zehntausende von Symptomen eine Liste von Heilmitteln bietet, die ein solches Symptom in ihrem Arzneimittelbild enthalten. Dies hilft uns, aus hunderten in der *Materia Medica* beschriebenen Arzneimitteln das passende und der ganzen Person ähnlichste Heilmittel zu finden. Bei diesem besteht die Wahrscheinlichkeit, in homöopathischer Verdünnung mit den höheren feinstofflichen Zuständen unserer Saite – dem Patienten – in Resonanz zu sein. Zusätzlich zu dem Bild der Saite, das die Rosenkreuzer und die Sufis nahe legen, möchte ich das Bild eines Pendels vorschlagen, das irgendwo oben in den ätherischsten Sphären befestigt ist und frei nach unten schwingt; dabei ruft der feinste Impuls nach oben eine große Veränderung im Schwingen des Pendels nach unten im grobstofflichen Bereich hervor. Wir können auch den Vergleich mit einem Elektronenstrahl in einem Fernsehbild verwenden: Die winzigste Variation ist Auslöser für eine bedeutende Veränderung in der Darstellung auf dem Bildschirm. Die Ursache von allem, was im System/Organismus vor sich geht, liegt hauptsächlich im feinstofflichen Bereich, aus dem alles nach unten strahlt.

Mehr über Schwingung

Schwingungen sind überall. Dies ist die Botschaft der Quantenphysik sowie auch der Wellentheorie des Lichts. Selbst die romantischsten oder gewalttätigsten, die gescheitesten oder dümmsten Fernsehprogramme, die populärsten TV-Stars und sympathischsten Politiker sind nur Schwingungen, Wellen, elektrische Oszillationen, die Wirkung eines Elektronenstrahls auf dem Fernsehschirm. Und in Wirklichkeit? Wiederum vom Auge wahrgenommene Lichtschwingungen, vom Ohr wahrgenommene Klangschwingungen, vom Tastsinn wahrgenommene Druckschwingungen. Die moderne Wissenschaft ist zu derselben Schlussfolgerung wie der Taoismus gelangt: dass nämlich die gesamte Realität aus Schwingungen, Oszillationen besteht. Aber Oszillationen aus was genau? Diese Frage ruft manchmal widersprüchliche Antworten hervor. Oszillationen aus subatomaren Teilchen, Äther, Raum/Zeit, Yin und Yang? Letzten Endes können sie vielleicht auf Schwingungen des Bewusstseins, oder genauer: des Geistes, reduziert werden, wie der Buddhismus es seit Tausenden von Jahren erklärt. In der Lehre des Abhidharma heißt es, dass jegliche Realität aus einzelnen Segmenten, aus Gedankenmomenten besteht, die sich durch das Vergrößerungsglas konzentrierter Meditation voneinander unterscheiden lassen. Es kann mehrere Milliarden solcher Momente in einer einzigen Sekunde geben und zwischen ihnen eine kleine Lücke – nichts. Dies erinnert an ein Fenster auf einem Filmstreifen. Eine Art Quant des Geistes. Die Realität ist aus Frequenzen des Geistes zusammengesetzt.

Ist dies Subjektivismus? Oder das Gegenteil davon? Bedeutet dies, dass die Welt nicht vom Geist erschaffen ist, sondern ein von uns unabhängiges Dasein führt? Die Idee einer objektiven Welt, die kennzeichnend für die so genannte kartesianische Wissenschaft ist, war aus einer rein religiösen Prämisse entstanden, die im 17. Jahrhundert von René Descartes und von anderen vor ihm aufgestellt worden war; danach ist die Welt von einem objektiven Gott erschaffen worden und muss daher gänzlich objektiv und unabhängig von dem Beobachter sein. Dies geht von der völlig unfundierten Vorstellung aus, dass der Beobachter, genannt der „Wissenschaftler", kein aktiver Teil der beobachteten Welt ist und sie daher von einer unvoreingenommenen Position aus beurteilen kann. Tatsächlich aber, wenn wir ernsthaft darüber nachdenken, hat bisher noch niemand bewiesen, dass irgendetwas jenseits des Geistes existiert;

und ebenso steht auch noch der Beweis aus, dass es etwas Derartiges wie den „objektiven Geist" gibt.

Selbst moderne Physiker sind heute der Ansicht, dass das beobachtende Subjekt Teil des beobachteten Vorgangs ist und durchaus kein „objektiver Beobachter". Nehmen wir als Beispiel die Theorie der „Superstrings". Nach dieser Theorie sind auch materielle Teilchen oszillierenden Mini-Strings ähnlich. Besteht hier nicht eine interessante begriffliche Verbindung zu den Rosenkreuzern und Sufis? Damit lässt sich alles auf die alte Wahrheit der Buddhisten, der Taoisten und anderer zurückführen, wonach alles im Geist ist – und im Bewusstsein, das offensichtlich ein Teil des Geistes ist. Der Geist besitzt auch unbewusste Aspekte (vgl. Freud oder C. G. Jung), deren er nur dann gewahr werden kann, wenn sie im Bewusstsein auftauchen. Die einzige reale, direkte und unbestreitbare Wahrheit über die so genannte Realität lautet, dass das, was nicht im Bewusstsein ist, nicht einmal erwähnt werden kann. Sobald wir sagen, dass etwas nicht existiert, existiert dieses Etwas bereits im Bewusstsein oder zumindest im Unbewussten. Es ist falsch zu sagen, dass etwas „nur" im Geist, „nur" im Bewusstsein sei; der Geist ist ungeheuer groß und ohne Grenzen. Seine Bestandteile sind die so genannten „Naturgesetze" der modernen Wissenschaft. Er schließt alle potenziellen Möglichkeiten ein und kann sich entsprechend der „herrschenden Liebe" (Swedenborg) oder dem „Begehren" (Buddha) für etwas entscheiden.

Dem Buddhismus zufolge wird die Welt durch den Geist erschaffen und besteht aus Gedankenmomenten, aus Bewusstseinsschwingungen oder -frequenzen. Erst 2500 Jahre später gelangten unsere Wissenschaftler zu den gleichen Schlussfolgerungen. Sie engten dies nur auf die Materie ein, eines der fünf Phänomene des Geistes*, und nannten es Quantenphysik.

Aus den Berichten über hoch entwickelte Individuen geht auch Folgendes hervor: Je höher das Bewusstsein einer Person reicht, je höher ihre Aufmerksamkeit ausgerichtet ist, desto feiner sind die Schwingungen und desto geringer ist der Unterschied zwischen dem Einzelnen und dem Gesamten. Hier erreichen die Schwingungen ihre höchste Frequenz. Das Gefühl von Individualität und Getrenntheit von anderen nimmt nach

---

* Pali *Pancha-Khandha*, Sanskrit *Skandhas* – „die fünf Gruppen des Anhaftens": Form, Gefühl, Wahrnehmung, psychische Gestaltungskräfte (Intelligenz) und Bewusstsein

unten zu niederen grobstofflicheren Zuständen hin zu, was durch eine Abnahme in der Frequenz gekennzeichnet ist. Je höher die Aufmerksamkeit ausgerichtet ist, desto mehr kann das individuelle Bewusstsein mit dem Bewusstsein anderer, mit dem Universum verschmelzen und desto geringer ist seine Individualität. Letzten Endes sind starke Gefühle von Individualität, Getrenntheit und Egoismus in Verbindung mit großem Leiden, Kampf, wachsender Unsicherheit usw. Eigenschaften solcher niederen Zustände.

Krankheit und Leiden entstehen und nehmen zu, wenn unser spirituelles Organisationsprinzip, unsere Aufmerksamkeit, unser Bewusstsein und damit auch unser Organismus, der völlig davon abhängig ist, in die niederen Frequenzzustände fallen. Der menschliche Körper, der von Hochfrequenzmustern im feinstofflichen Bereich geschaffen wird, verliert die Unterstützung und Erhaltung durch diese hohen Frequenzen, wird von ihnen losgerissen und fällt in die niederen Zustände, in Entropie, und damit geht die Koordination von Funktionen und Organen verloren. Zellen können sich beispielsweise unkoordiniert vermehren – ein Zustand, den wir als Krebs bezeichnen. Das Immunsystem fängt damit an, sich selbst ohne Koordination durch irrtümliche Autoimmunprozesse, zum Beispiel Ekzeme und Asthma, zu bekämpfen. Auf der geistigen Ebene wird dieser Prozess von Angstgefühlen oder dem Bewusstsein begleitet, dass Geist und Körper ihre Unterstützung von oben verlieren, sich von ihrem Ideal, dem höheren Frequenzmuster, entfernen, den Kontakt dazu verlieren und eine Abwärtsentwicklung beginnt. Von einem ethischen Gesichtspunkt aus führt dieser Prozess nach unten zu Egoismus, einer Konzentration auf die eigenen Probleme, der Schuldzuweisung an andere, einem unangenehmen oder sogar erschreckenden Gefühl der Entfremdung von anderen – hauptsächlich jedoch von dem höheren Frequenzbereich, wo wir alle einander viel näher sind.

Vom Standpunkt des Menschen und seiner Gesundheit aus kann viel davon abhängen, auf welche Frequenzen man seine Aufmerksamkeit richtet. Wenn sie auf tätige Liebe (Buddha und Swedenborg), Mitgefühl oder auf Gott gelenkt wird, der diese Qualitäten für uns versinnbildlicht, dann kann die Gesamtfrequenz des Organismus (und sekundär daraus abgeleitete Frequenzen von Körper und Geist) zunehmen. Dies ist die Quelle für die „rätselhafte" Heilung durch Meditation, Autosuggestion usw.

Die Frequenz des Bewusstseins und des Organismus kann auch durch eine potenzierte hochverdünnte Substanz erhöht werden, die in ihrer

Frequenz dem betreffenden Organismus ähnlich und deshalb dazu fähig ist, auf einer feinstofflichen Ebene in Resonanz mit ihm zu treten und die ursprüngliche oder gesunde Frequenz wieder zu aktivieren.

Im menschlichen Körper korrespondiert die Hierarchie der Frequenzen mit dem System der Chakras, einer Art von Energiewirbel im Körper, die von der altindischen Philosophie beschrieben werden. Diese sieben Energiezentren sind mit verschiedenen Schwingungsebenen im Leben verbunden. Das unterste Chakra steht sinnbildlich für die Beziehung zur Materie, zur Erde, zu den tiefsten Frequenzen; im Hinblick auf den Menschen bezieht sich die Symbolik auf materiellen Energieaustausch. Das zweitunterste Chakra entspricht dem Bereich der Sexualität. Das Solarplexus-Chakra hat eine starke Verbindung zu sozialem Erfolg auf der normalen Beziehungsebene. Das Herz-Chakra ist der Ausdruck von Liebe, das Kehl-Chakra von Kommunikation. Das Chakra zwischen den Augenbrauen bezieht sich auf höhere Geisteszustände; das über dem Scheitelpunkt des Kopfes lokalisierte Chakra verbindet uns mit den höchsten spirituellen Zuständen, von wo aus die höheren Organisationsfrequenzen aus dem feinstofflichen Bereich uns zufließen. Einige Chakras können geschlossen sein, während andere aktiviert sind, der Mensch seine Aufmerksamkeit darauf richtet und sich auf der mentalen und physischen Ebene dementsprechend verhält.

Gegenwärtig wird die Aufmerksamkeit überwiegend auf die niederen Energieebenen gelenkt, was insbesondere durch multimediale Einflüsse unterstützt wird. Alle diese sozialen Äußerungen wirken fast ausschließlich auf der Ebene des untersten Chakra. Sie reduzieren die Aufmerksamkeit der Menschen auf die tiefsten Frequenzebenen der Existenz – materielle

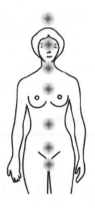

Güter, Geld, chemisch veränderte Nahrungsmittel, Egoismus und Gewalttätigkeit. Dadurch wird die Gesamtfrequenz des Organismus weiter reduziert, was leicht zu einem Absinken in Krankheit führt. Deshalb leiden die Menschen gegenwärtig weitaus häufiger an chronischen oder unheilbaren Krankheiten als zu irgendeinem früheren Zeitpunkt. Sie entfremden sich zunehmend von ihrem ursprünglichen höheren Frequenzbereich. Yin führt jedoch unweigerlich eine Yang-Reaktion herbei, und daher suchen heute mehr Menschen als jemals zuvor wieder nach jener Verbindung zu dem höheren Frequenzbereich. Deshalb besteht trotz der destruktiven Kräfte, die in den tieferen Frequenzen wirken und den Menschen nach unten ziehen, ein solch großes Interesse an Spiritualität, Buddhismus, alternativer Heilung und Homöopathie: um wieder eine persönliche Beziehung zu der höheren schöpferischen Sphäre herzustellen. Manchmal wird diese unorganisierte Bewegung, die trotzdem eine bedeutende Anzahl von Menschen im Westen umfasst, als „neue Religiosität" oder „New Age" bezeichnet.

Eine bestimmte Frequenz kann ganz spezifische materielle Strukturen oder Formen erschaffen. Dies wird durch physikalische Versuche bewiesen, die der Schweizer Philosoph Hans Jenny durchgeführt hat. Er streute feinen Sand auf ein Metallblech und verteilte ihn gleichmäßig. Dann versetzte er das Blech in Schwingung. Bestimmte Frequenzen verursachten bestimmte Anordnungen in Form von Bildern. Wurde die Frequenz verändert, dann wurde ein anderes Bild sichtbar, welches der veränderten Frequenz entsprach.

Dieses Experiment liefert den Beweis dafür, dass eine bestimmte Frequenz entsprechende Gestalten und Formen in einem speziellen Umwelt (bei diesem Versuch wurde Sand verwendet) erschaffen kann. Als Analogie dazu können wir uns leicht vorstellen, dass der menschliche Körper mit all seinen Organen ebenfalls durch bestimmte schöpferische und organisierende Frequenzen geschaffen und aufrechterhalten wird.

Die in der Hierarchie höchsten Frequenzen haben den größten schöpferischen Einfluss und existieren in einem übersinnlichen Bereich. Unsere äußeren physischen Sinne sind der materiellen Welt zugewandt und nehmen auf ihrer grobstofflichen niederen Frequenz wahr, auf die sie eingestimmt sind. Mit der Ausnahme des Geistes selbst, der nach buddhistischen Lehren als sechster Sinn bezeichnet wird, können sie keine feinstofflichen, in der Hierarchie höheren Frequenzen wahrnehmen. Dasselbe gilt auch für wissenschaftliche Instrumente.

Wie bereits erwähnt, scheint in unserer Welt das allmähliche Absinken in tiefere Frequenzen, größere Entfremdung, Individualität und Egoismus ganz natürlich, weit verbreitet und unvermeidlich zu sein. Für einige Menschen entfaltet sich dieser Prozess langsam und unmerklich, für andere verläuft er schnell. Erinnern wir uns an die biblische Geschichte der Vertreibung von Adam und Eva aus dem Paradies. Sie steht sinnbildlich für den Abstieg aus der feinstofflichen, ethischen und glückseligen Sphäre der höheren Einheit, wo es nichts zu verbergen gibt, zur grobstofflichen Welt der Widersprüche, der persönlichen Mühen und der Entfremdung (Isolation).

Bei Krankheit handelt es sich um eine Störung der Organisation, die auf den niederen Ebenen der höheren schöpferischen Sphäre entsteht. Der umgekehrte Weg ist möglich, doch immer nur auf der Basis von konzentrierter Bemühung und der Überwindung von abwärts gerichteten Tendenzen.

Mit zunehmendem Alter sinkt die zentrale Frequenz eines Menschen entsprechend der Intensität, mit der er dem niederen grobstofflichen Umfeld, dem Bereich von tieferen Gedankenfrequenzen, von Angst, Hass, Neid und Ablehnung ausgesetzt ist. Der Einfluss der ursprünglichen, inneren schöpferischen Frequenz auf die mit ihr verbundenen tieferen Frequenzen, von denen sie eingehüllt ist, wird schwächer, und schließlich können sie fast jeglichen Kontakt zueinander verlieren, was zu wachsender Disharmonie, Desorganisation (zum Beispiel Krebs), Verfall und dem Tod dieser tieferen abgeleiteten Frequenzen führt, deren Energie immer noch von den höheren gelenkt werden muss. Die tieferen physischen Frequenzen sind bereits zu weit gefallen und zu sehr entfernt von der zentralen Frequenz, so dass sie nicht mehr in entsprechender Resonanz sind und dadurch die Energiequelle ihrer Schwingung verlieren. Als Folge davon hört diese auf und versiegt. Genau diese tieferen Frequenzen, die von den Sinnen wahrgenommen werden, sind es aber, die gewöhnlich als die Person oder Individualität verstanden werden. Dies bezieht sich tatsächlich jedoch nur auf den „äußeren" oder „natürlichen" Menschen, wie Swedenborg sagt. Die höhere und mehr im Inneren liegende zentrale Frequenz des Menschen existiert weiter, wobei die Aufmerksamkeit oder das Bewusstsein erst wieder im Augenblick des Todes auf sie gerichtet ist, wenn die grobstofflichen Frequenzen – die Organe – den Auswirkungen der Entropie unterliegen. Im Laufe der Zeit erschaffen die zentralen höheren Frequenzen durch die Interaktion mit den Frequenzen des neuen

Umfeldes einen neuen Körper. Unter „Umfeld" sollten hier auch die elterlichen oder Geschlechtszellen verstanden werden. Wenn die zentrale Frequenz wirklich äußerst hoch ist (das heißt, sie hat sich im Laufe des Lebens nicht erschöpft oder ist durch den Impuls der hohen Frequenz von Liebe, Weisheit oder einem genau passenden hochpotenzierten Arzneimittel sogar verstärkt worden), dann wird der neue Körper auf einer höheren Frequenz in einer höheren (himmlischen) Welt mit einem geringeren Grad an Leiden, einer schwächeren Illusion von Individualität, mit größerer Liebe, Toleranz und Verbindung zu anderen erschaffen. Wenn andererseits die zentrale Frequenz durch die tieferen Frequenzen von Hass, den Wunsch, anderen zu schaden und ähnliche Motivationen stark beeinflusst und dadurch erheblich reduziert wurde, dann kann der neue Körper in einer Welt entstehen, die voller niederer Schwingungen ist und einen höheren Grad an Leiden und Unsicherheit hervorbringt als in seiner vorhergehenden Existenz.

Auf diese Art und Weise kann die gesamte Welt von Wechselwirkungen, die als ethisch, religiös, objektiv oder subjektiv wahrgenommen wird, auch lediglich als eine unpersönliche Welt von Schwingungen erscheinen. Buddha offenbarte einst, dass diese ihrem Wesen nach die unpersönlichen Schwingungen des Geistes sind. Materie, Substanz ist auch das Produkt aus der Verbindung des Bereiches der Sinne mit dem Geist; sie ist ein Teil von dem Bereich des Geistes, der alles einschließt und die Ursache von allem ist. Das alte Prinzip, das alle idealistischen philosophischen Systeme kennen: der Vorrang des Geistes über die Materie. Materie ist eine Schwingung und auch das Produkt des Geistes. Durch die Trennung von der Welt der Schwingungen, und damit auch des Geistes, zieht sich die Welt zurück – und mit ihr das Leiden. Für uns ist dies der unvorstellbare Zustand des Nirvana: ein Zustand weder der Existenz noch der Nicht-Existenz; ein Zustand des All-Wissens; in der buddhistischen Philosophie auch ein Zustand der vollkommenen Gesundheit.

Die kausalen Verbindungen zwischen Erscheinungsformen, Menschen, Geschehnissen usw. verlaufen nicht horizontal, wie dies die moderne Wissenschaft und der „gesunde Menschenverstand" sehen, die sich nur auf tiefere materielle Frequenzen konzentrieren, sondern vielmehr vertikal, hierarchisch. Erscheinungsformen und Menschen treffen in einer spirituellen feinstofflichen Sphäre höherer Schwingungen zusammen. Wenn Hahnemann erklärt, dass die Ursache für Gesundheit und Krankheit in einem höheren geistartigen Bereich liege, so ist genau dies damit gemeint.

Infektion verbreitet sich nicht durch Bazillen oder Viren, sondern durch Dissonanzen und Disharmonie im höheren Bereich. Ein Bazillus ist ein Lebewesen, das freudig von den Produkten krankhafter Dissonanz (wie Toxinen und Ausschwitzungen) und von durch Dissonanz geschwächten Geweben lebt. Ein hochverdünntes Arzneimittel, das sich in Resonanz mit der immateriellen schöpferischen Frequenz befindet, stellt Ordnung und Harmonie wieder her, und die Krankheit hervorrufenden Mikroorganismen, die der für ihre Existenz notwendigen Mittel beraubt sind, verschwinden. Jede chronische Erkrankung, vom Heuschnupfen bis zu einem schweren Herzleiden oder Wahnsinn, bringt zum Ausdruck, dass der Organismus bis zu einem gewissen Grade vom Einfluss der hohen Frequenz des feinstofflichen (nach materialistischer Terminologie „immateriellen"), der Organisation dienenden Schwingungsprinzips, des Inneren Menschen (Swedenborg, Kent), getrennt ist, das den individuellen materiellen Körper erhält oder tatsächlich von Augenblick zu Augenblick erschafft.

Zusammenfassung

- Das Universum ist auf den Verbindungen von relevanten Frequenzen und Resonanzen aufgebaut.

- Sehr hohe spirituelle oder feinstoffliche Frequenzen (weitaus höher als die höchste Frequenz, die ein materielles Instrument nachweisen kann) sind die Urheber sowohl von niederen Gedankenfrequenzen als auch von noch tieferen materiellen Frequenzen.

- Sehr hohe spirituelle Frequenzen sind daher von schöpferischem Charakter.

- Der Organismus wird ständig von der feinen, hochfrequenten schöpferischen Sphäre gebildet und durch sie erhalten.

- Wenn die Frequenz des Organismus aufgrund der Wechselwirkung mit der Umgebung abnimmt, besonders als Folge von Stress, sei es psychologisch, sozial, ökologisch oder aus anderen Gründen, oder einfach durch den Faktor Zeit mit daraus resultierender Krankheit, dann kann die Frequenz durch Resonanz mit einer auf eine ähnliche Frequenz eingestimmten Substanz erhöht werden, wenn diese durch Potenzierung oder homöopathische Verdünnung auf die hochfrequente, feinstoffliche schöpferische Sphäre erhoben worden ist. Eine – auch nur lokale – Verschlechterung der Gesundheit betrifft immer den feinstofflichen Bereich der betreffenden Person und wird von dort hervorgerufen.

• Eine therapeutische Substanz wird durch Verdünnung mit Wasser zu der höheren feinstofflichen Frequenz erhoben; je mehr sie verdünnt ist, desto höher ist der Frequenzbereich.

• Die hauptsächliche Aufgabe des Homöopathen besteht darin, eine Substanz zu finden, die in Resonanz mit der schöpferischen Frequenz des betreffenden Individuums ist, und diese Substanz dann in homöopathisch verdünnter Form zu verabreichen. Dadurch erlangt der gesamte Organismus eine höhere Frequenz, einen höheren Zustand der Organisation, der Gesundheit. Er befindet sich dann in besserer Resonanz mit den höheren schöpferischen Frequenzen, die ein vollkommenes Modell, eine Idealstruktur des Menschen in sich tragen.

• Je mehr die Frequenz einer Person unter die höchsten schöpferischen Frequenzen sinkt, desto größer ist das Leiden und die chronische Neigung zu Krankheit.

• Je mehr die Frequenz einer Person unter die höchsten schöpferischen Frequenzen sinkt, desto weniger ist der Organismus in der Lage dazu, seine ursprüngliche Struktur aufrechtzuerhalten. Mit dem Absinken der zentralen Frequenz beginnt diese sich aufzulösen und in eine andere, weniger organisierte Struktur zu verändern, die ihrer tieferen Frequenz entspricht.

• Jede Frequenz erschafft in jedem spezifischen Umfeld eine ganz spezifische Struktur. Es ist daher möglich, dass ein Absinken in der Frequenz nicht nur Krankheit, Fehler oder Verwirrung in der ursprünglichen Struktur von Denken und Organen verursacht, sondern nach dem physischen Tod auch die Wiedergeburt in einem niederen Frequenzzustand, der beispielsweise der Tierstruktur von Körper und Geist entspricht. Niedere Frequenzzustände haben Zustände von vermehrtem Leiden, Unsicherheit und Turbulenz zur Folge.

• Die Existenz in höheren Frequenzbereichen als jenen, die sich in unserer Welt manifestieren, wird als „himmlisch" bezeichnet. Entsprechend gibt es Frequenzstufen, die in der Terminologie verschiedener Religionen „Himmel" genannt werden. Nach den Lehren des Buddhismus, Swedenborgs, des Yoga, der Kabbala, des Islam und anderen Systemen gibt es viele von diesen, die hierarchisch „einer über dem anderen" angeordnet sind. Jeweils der tiefere von ihnen leitet sich aus dem höheren ab. Wir könnten noch ergänzen: Entsprechend der Frequenzhöhe ihrer Zustände sind manche höher und manche tiefer.

• Wenn ein Mensch stirbt, trennt sich die tiefere materielle Frequenz des Körpers von seinem Bewusstsein, das in den höchsten Frequenzstufen lokalisiert ist. Die materielle Frequenz endet und die materielle Struktur beginnt sich aufzulösen. Dieser Zustand entspricht jenen in Nahtoderfahrungen beschriebenen, die bei klinischem Tod oder in der ersten Phase des Sterbens auftreten. Wo es sich als möglich erwies, die sterbenden Personen wiederzubeleben, haben diese von ihren Erfahrungen berichtet, in denen sie ihren toten, sich von ihnen trennenden Körper von fern beobachten konnten, wobei ihr Bewusstsein nicht mehr mit dem Körper verbunden war. In diesen Zuständen erlebten sie ein Gefühl von Leichtigkeit, von Erleichterung und durchliefen so etwas wie einen sehr schnellen Film ihres Lebens rückwärts, das heißt, sie durchliefen die Frequenzzustände des Geistes, die sie seit ihrer Geburt erfahren hatten. In Nr. 359 der angesehenen medizinischen Zeitschrift *The Lancet*, die im Dezember 2001 veröffentlicht wurde, ist eine statistische Studie von dem holländischen Arzt Pim van Lomel enthalten, in der es heißt, dass „45% der Erwachsenen und mehr als 85% der Kinder, die lebensbedrohliche Erkrankungen durchgemacht hatten, Nahtoderfahrungen erlebten". Er erklärt, dass die meisten der Erwachsenen, die von keinen Nahtoderfahrungen berichteten, diese vergessen hatten. Selbst nach den Kriterien der modernen medizinischen Wissenschaft durchlebte und beschrieb daher ein hoher Prozentsatz von Menschen, welche durch die erste Stufe des Todes gingen, Erfahrungen, die mit der Trennung der höheren Gedankenfrequenzen vom materiellen Körper in Verbindung stehen. Die erwähnte Studie bestätigt damit indirekt, dass der Mensch ein multidimensionales Wesen ist, das gleichzeitig auf verschiedenen, hierarchisch miteinander verbundenen (Frequenz-) Ebenen existiert. Unter anderem wird in dem Artikel erklärt: „Nichts deutet darauf hin, dass diese Erfahrungen, die dem Herzstillstand folgten, durch psychologische, neuropsychologische oder physiologische Faktoren hervorgerufen wurden."

Wenn wir über diese Dinge Betrachtungen anstellen, sollten wir immer daran denken, dass alle Menschen, die hohe Stufen von spiritueller Einsicht erreicht haben, die Sprache ihrer Zeit nur deshalb sprachen, damit sie von anderen verstanden wurden. Die menschliche Sprache ist ein symbolisches Werkzeug, das sich aus Ausdrucksformen ableitet, welche für die normale alltägliche Erfahrung Gültigkeit haben. Wenn ein Physiker von einem „Feld" spricht, dann meint er damit kein Kartoffel- oder Weizenfeld, sondern etwas anderes. Wenn wir von einer Schwingung sprechen, dann stellen wir uns eine gewöhnliche vibrierende Stimmgabel aus Metall oder so etwas wie eine gezogene Sinuskurve vor. Doch die Lebenserfahrung der Menschen verändert sich, und Terminologie und Technologie veralten. Es ist daher auch durchaus möglich zu sagen: Schwingungen oder Frequenzen sind vermutlich das beste Denkmodell oder vielleicht auch eine Metapher, womit der moderne Mensch die oben erwähnten Wirkungen von verdünnten Substanzen auf den hohen Bereich und folglich auch auf die niederen Bereiche des Menschen verstehen kann. Trotzdem ist es möglich, das Arzneimittel gemäß den dargelegten Prinzipien und Behandlungsregeln anzuwenden, ohne etwas davon verstehen zu müssen – das ist nicht unbedingt notwendig. Wir werden dadurch begriffliche und ideologische, wenn nicht direkt religiöse Streitfragen vermeiden. Buddha gibt dafür ein ausgezeichnetes Gleichnis: Auf einem Schlachtfeld wird ein Mann von einem vergifteten Pfeil getroffen. Ein Arzt wird gerufen, um den Pfeil zu entfernen. Der verletzte Mann verlangt jedoch, bevor der Pfeil entfernt wird, dass ihm gesagt wird, wer ihn abgeschossen hat, aus welcher Entfernung, wie die Geschwister des betreffenden Mannes heißen usw. Bevor man ihm alles sagen kann, was er wissen möchte, dringt das Gift in seinen Körper ein und er stirbt. Anstatt zu theoretisieren ist es besser, den Pfeil so schnell wie möglich zu entfernen. Manche von uns lieben jedoch die Theorie und können nicht ohne sie leben.

Wie man ein entsprechendes Schwingungsmuster findet

Jeder Mensch besitzt, ebenso wie jedes andere Geschöpf und auch jeder Gegenstand, sein eigenes Schwingungsmuster, eine höhere schöpferische Frequenz. Das ist Kents „zentrale Ursache", Swedenborgs „Innerer Mensch" und Hahnemanns „Dynamis" oder „Lebenskraft". Die buddhistische Überzeugung, dass die Welt durch den Geist bzw. Geistfrequenzen erschaffen wird, entspricht in Swedenborgs System der Ansicht, dass die Welt und das Universum der Mensch oder sein Geist sind, da sich Swedenborgs System nur auf den Geist bezieht. Auch Engel oder *Devas* und Wesen von den höheren Welten sind im Allgemeinen feinere und ethisch höher stehende Abbilder des Menschen oder seiner abstrakteren Geisteszustände. Wenn Swedenborg von ihnen spricht, verwendet er die Theorie von Frequenzen, von Wellen. In seinem Werk *Himmel und Hölle* schreibt er: „… weil ich auf derselben Wellenlänge war, nahm ich ihre [d. h. der Engel im Himmel] Gespräche wie jedes andere normale Gespräch wahr."

Die Grundstruktur oder das Grundmuster von Schwingung ist auf der feinsten und höchsten Frequenzstufe dasselbe wie auf der tiefsten. Im feinstofflichen Zustand (Seele, höhere geistige Zustände, das immaterielle Organisationsprinzip im Menschen usw.) ist es ein paar Oktaven höher und fällt um einige Oktaven für sekundäre geistige Zustände, psychologische Zustände, und noch tiefer für physische Organe, den menschlichen Körper mit seinen Grundbausteinen, Zellen, Genen und Molekülen. Doch die Melodie bleibt gleich. In dieser Hinsicht sollten wir uns den zentralen Grundsatz der Alchemie ins Gedächtnis rufen, der dem Hermes Trismegistos zugeschrieben wird: „Wie oben, so unten". Das bedeutet, dass alle Formen und Funktionen des physischen Körpers und niedere und höhere Ebenen des Geistes ihr Urbild in einem höheren feinstofflichen – oder nach Swedenborg „himmlischen" – Frequenzzustand haben. Das gilt nicht nur für richtig funktionierende Organe, sondern auch für solche, die schlecht oder falsch arbeiten, aus der Harmonie geraten und krank sind. Bevor sich Disharmonie auf der körperlichen Ebene beispielsweise als chronisches Ekzem manifestiert, muss sie sich zuerst im feinstofflichen Bereich zeigen und strahlt von dort auf das physische Organ oder den Körperteil aus. Wenn wir für die Behandlung eines Hautleidens ein

Arzneimittel verschreiben, das nur auf einer oberflächlichen Ebene wirkt, dann wird das Problem ungelöst bleiben, da es ständig von dem Bereich der hohen Frequenz erneuert wird, woher es stammt und wo das Leiden seinen Ursprung hat, von wo aus der betroffene Körperteil erschaffen wird. Homöopathen haben stets erklärt, dass sie die innere Ursache der Krankheit heilen.

An dieser Stelle möchte ich gerne einige Zitate aus Hahnemanns *Organon* einfügen. Diese beschreiben in hervorragender Weise und genau die weiter oben von mir umrissene Situation. Zusätzlich zu Paragraph 9, den ich bereits zitiert habe, möchte ich Folgendes ergänzen:

§10: „Der materielle Organismus, ohne Lebenskraft gedacht, ist keiner Empfindung, keiner Tätigkeit, keiner Selbsterhaltung fähig. Nur das immaterielle, den materiellen Organismus im gesunden und kranken Zustand belebende Wesen (das Lebensprinzip, die Lebenskraft) verleiht ihm alle Empfindungen und bewirkt seine Lebensverrichtungen."

§ 12: „Einzig die krankhaft gestimmte Lebenskraft bringt die Krankheiten hervor, so dass die unseren Sinnen wahrnehmbare Krankheitsäußerung zugleich alle innere Veränderung, das ist, die ganze krankhafte Verstimmung der inneren *Dynamis* ausdrückt und die ganze Krankheit zu Tage legt. Wiederum bedingt aber auch das Verschwinden aller Krankheitsäußerungen, das ist, aller vom gesunden Lebensvorgang abweichenden, merkbaren Veränderungen mittels Heilung, ebenso gewiss die Wiederherstellung der Integrität des Lebensprinzips und setzt folglich die Wiederkehr der Gesundheit des ganzen Organismus notwendig voraus."*

Nicht in der Absicht, die Bedeutung zu verändern, sondern damit diese Aussagen in dem betreffenden Kontext klar verständlich sind, brauchen Sie nur den Begriff „Lebenskraft" durch den Begriff „höhere schöpferische Frequenz" oder „zentrale Frequenz" oder auch „Innerer Mensch" zu ersetzen; dann verbindet sich der Kern von Hahnemanns Lehre auf sehr logische Weise sowohl mit der buddhistischen Sicht der hochfrequenten Gedankenschwingungen als auch mit Swedenborgs Auffassung.

---

* Die Zitate aus Hahnemanns *Organon der Heilkunst* folgen der Standardausgabe der 6. Auflage, bearbeitet und herausgegeben von Josef M. Schmidt; Karl F. Haug Verlag, Stuttgart 1992, Neuausgabe 1999; die Schreibweise wurde behutsam modernisiert [Anm. d. Übers.]

Während die Paragraphen 9 und 10 des *Organon* uns etwas über das grundlegende hierarchische System vermitteln, das den Menschen und seinen Organismus dazu veranlasst, in gesundem oder krankem Zustand zu funktionieren, bezieht sich Paragraph 12 direkt auf die Methode der Unterscheidung, der Diagnose der „inneren" Krankheit und daher auch der Bestimmung des Arzneimittels. Disharmonie im höheren nicht-materiellen Bereich erzeugt Disharmonie im tieferen körperlichen Bereich, der für unsere Sinne wahrnehmbar ist. Wenn wir *sämtliche* verfügbaren Daten über den Kranken (*Organon*, § 18) aus diesem sinnlich wahrnehmbaren Bereich sammeln, alles über seine Persönlichkeit, seine mentalen und emotionalen Charaktermerkmale und eine umfassende Beschreibung der physischen Dissonanz, der Krankheit, all seiner Beschwerden und krankhaften Zustände, werden wir erfahren, wie die nicht-materielle schöpferische Frequenz, der produktive Zustand, aussieht. Melodie und Disharmonie sind „wie oben, so unten" gleich.

Nachdem die Art der Disharmonie erkannt und diagnostiziert worden ist, kann die Behandlungsphase beginnen, das heißt, das richtige Arzneimittel muss gefunden werden. Damit dieses therapeutisch wirksam ist, muss es der spezifischen Disharmonie gleichen und eine ähnliche Disharmonie im gesunden Menschen hervorrufen können. Dies ist die Grundregel der Homöopathie, der berühmte Satz *Similia similibus curentur* – „Ähnliches werde durch Ähnliches geheilt". Wie aber finden wir das richtige Arzneimittel? Als erstes führen wir Arzneimittelprüfungen durch, wobei wir eine Reihe von potenzierten Substanzen bei gesunden Personen anwenden. Jegliche Veränderungen, manchmal auch sehr subtile, welche die potenzierten Substanzen (Pflanzen, Mineralien, Tiergewebe oder -flüssigkeiten usw.) in den gesunden freiwilligen „Versuchspersonen" induzieren, werden sorgfältig aufgezeichnet und veröffentlicht.

Beispielsweise kann das Schlangengift *Lachesis* eine Verstopfung der Venen in den unteren Gliedmaßen und eine Halsentzündung hervorrufen, die von der linken zur rechten Seite des Halses verläuft und durch kühle Getränke gelindert wird. Die Versuchsperson kann Empfindungen des Erstickens, aber auch grundlose Gefühle von Eifersucht, Geschwätzigkeit und Konzentrationsmangel erleben. Während der Gebrauch der Substanz in ihrem unverdünnten Zustand vielleicht sogar zum Tode führen kann, ruft die Anwendung einer potenzierten Substanz eine gemäßigte Reaktion hervor, die rasch vorübergeht und „die Gesundheit der Versuchsperson stärkt" (Hahnemann). Patienten, die wiederholt an Halsentzündungen des oben erwähnten Typus leiden, ebenfalls Gefühle von Eifersucht erleben und ungewöhnlich redselig sind, können daher mit potenziertem hochverdünntem *Lachesis* behandelt werden. Die Wirkung der Substanz ist jedoch nicht auf Halsentzündungen beschränkt; sie vermindert auch Eifersucht und stärkt die Widerstandskraft des Organismus gegenüber äußerem Stress, sei er nun psychisch oder physisch (Infektion, Smog usw.). Die Behandlung richtet sich niemals auf ein einzelnes Symptom, sondern stets und grundsätzlich auf eine umfassende Veränderung, die durch eine positive Veränderung in der an zentraler Stelle wirkenden schöpferischen Frequenz des Betreffenden hervorgerufen wird. Wir können es so formulieren, dass die Frequenz und das Schwingungsmuster beim Patienten und dem Arzneimittel *Lachesis* ähnlich sind: *Similia similibus curentur.* Wenn der Patient und das Arzneimittel einander ähnlich sind, wird es eine Resonanz auf der hohen feinstofflichen Ebene geben; die hochfrequente Ebene des Organismus wird wieder in Resonanz mit ihrem Urton versetzt und die niedere Ebene, die das Geistige und Physische verbindet, dazu veranlassen, zum Normalzustand zurückzukehren, wodurch eine allmähliche Besserung der Gesundheit herbeigeführt wird. Je größer die Ähnlichkeit zwischen Patient und Arzneimittel ist, desto stärker und vollständiger ist die Resonanz und demnach die therapeutische Reaktion. Das heißt mit anderen Worten: Je größer die Ähnlichkeit des Patienten, sein Gefühlszustand, mit den Empfindungen ist, die von den Versuchspersonen während der Arzneimittelprüfung berichtet werden. Das in der *Materia Medica* beschriebene Schwingungsmuster des Arzneimittels ist daher keine Auflistung der Eigenschaften dieser Substanz *per se*, zum Beispiel *Sulfur* oder *Lachesis*, sondern beschreibt stattdessen ausschließlich das Verhältnis des menschlichen Organismus und der menschlichen Psyche zu dieser Substanz, also das Resonanzverhältnis, welches man während der Arzneimittelprüfung erhält.

Aus Schulversuchen mit Stimmgabeln wissen wir: Je größer die Differenz zwischen der in Resonanz versetzten und der widerhallenden Gabel ist, desto fester und häufiger muss sie angeschlagen werden, um Resonanz zu erreichen. Die Homöopathie arbeitet nach demselben Prinzip. Wenn wir Informationen über den Patienten auf gut Glück und ausschließlich aus dem physischen Bereich sammeln und beispielsweise seine hervorstechenden geistigen Wesensmerkmale übersehen, werden wir ein ungenaues Bild der schöpferischen Frequenz erhalten und ein Arzneimittel auswählen, das nur teilweise ähnlich und nicht genügend in Resonanz ist. Wir sind dann gezwungen, mehrere Gaben des Arzneimittels zu verabreichen oder es häufig zu verändern und mit anderen Mitteln zu kombinieren, um irgendeine Art von Heilreaktion zumindest lokal zu erreichen. Wenn das Arzneimittel ganz anders als sein Empfänger eingestimmt ist, passiert überhaupt nichts, es gibt keine Reaktion und die Dinge werden so weiterlaufen wie bisher. Es ist allgemein bekannt, dass während einer homöopathischen Arzneimittelprüfung nur einige Versuchspersonen (nämlich diejenigen mit der am nächsten kommenden Einstimmung) reagieren werden, während andere praktisch so gut wie keine Veränderung durchmachen. Wenn wir jedoch die wichtigen Wesensmerkmale aus dem geistig-seelischen Bereich, welcher der zentralen schöpferischen Frequenz der betreffenden Person am nächsten ist, in Erfahrung bringen können, sollten wir den peripheren und körperlichen Symptomen, die behandelt werden müssen, nicht allzu viel Aufmerksamkeit schenken. Das exakt nach den geistig-seelischen Symptomen ausgewählte Heilmittel[2] wird sich in Resonanz mit dem Zentrum befinden und das Ganze heilen, die körperlichen Probleme eingeschlossen. Eine einzige Anwendung wird mehrere Monate lang wirken. Sie wird nach und nach auch chronische, seit langem bestehende und tief sitzende Beschwerden bessern oder heilen. Ein Heilmittel mit einer auf diese Weise ausgewählten Frequenz wird auch akute Krankheiten kurieren.

Wie chronische Beschwerden, so wird auch eine akute Erkrankung in erster Linie durch Disharmonie oder eine Verringerung der Frequenz im grundlegenden schöpferischen feinstofflichen Bereich verursacht, von wo sich alle Äußerungen des Organismus – psychische oder physische, gesunde oder krankhafte – herleiten. Wenn jemand, der vorübergehend disponiert dafür ist, sich eine Grippe zuzuziehen, auf eine andere Person trifft, die bereits Grippe hat, wird er mit dieser Person in Resonanz treten und sich ebenfalls mit Grippe anstecken. Ein anderer, der keine innere Disposition für Grippe hat, wird sich nicht bei einem Kranken anstecken, selbst wenn er ebenfalls Viren eingeatmet hat. Sobald die innere Disposition des Kranken mit einem homöopathischen Heilmittel behoben wird, das sich in Resonanz mit seinem Zentrum befindet, verschwindet die akute Erkrankung rasch, und Bakterien und Viren finden keinen fruchtbaren Boden mehr, auf dem sie sich vermehren und nähren können.

Wenn wir einmal darüber nachdenken, stellen wir fest, dass unser ganzes Leben auf Resonanz beruht. Wir stecken andere Menschen nicht nur mit Krankheit, sondern auch mit Glücklichsein und guter Laune an, wenn dies in uns ist und andere so eingestimmt sind, dass sie es wahrnehmen können. Wenn wir jemanden mögen, dann heißt das, dass unsere Persönlichkeit mit ihm oder ihr in Resonanz ist, dass es in uns nachschwingt und dass wir darin einen Teil von uns selbst finden – dass es auf unserer Frequenz oder Wellenlänge liegt. Ein schönes Bild schwingt in uns nach durch die Frequenzen seiner Farben und Formen; schöne Musik erhebt uns durch die Frequenzen ihrer Töne; ein philosophisches Werk hat dieselbe Frequenz der Reflexion wie unser Geist. Dies trifft auf zwischenmenschliche Beziehungen, auf Kunst, Politik und soziale Aktivitäten zu. Es gibt auch viele Dinge, die wir entweder überhaupt nicht wahrnehmen oder die wir ablehnen. Hier herrscht entweder keine Resonanz oder, falls doch, ist sie nur geringfügig; es entspricht nicht unserer Wellenlänge, es ist nicht auf uns eingestimmt, es geht an uns vorbei.

Der Begriff „Frequenz" sollte nicht mit dem Begriff „Energie" verwechselt werden. Der erste bezeichnet Qualität, der zweite Quantität. Der erste ist schöpferisch, er erzeugt selbst Formen, Gefühle usw., während der zweite mit Volumen und Stärke verbunden und abgeleitet ist; Volumen und Stärke sind sekundär. Wir können die Stimmgabel mit einem Hammer zerschmettern und die zweite Gabel trotzdem nicht zum Schwingen bringen, wenn sie sich nicht auf der gleichen oder einer ähnlichen Frequenz befindet. Der Versuch, bei der Behandlung von Patienten Resonanz durch Energie zu ersetzen, verstärkt gewöhnlich das Leiden und ruft größere Entropie hervor – besonders im Hinblick auf eine medizinische Behandlung, aber auch in der Politik und anderen Angelegenheiten.

Auf der Suche nach Resonanz

Ein bestimmtes charakteristisches Schwingungsmuster erzeugt mit seiner Struktur, zuerst auf einer feinstofflichen und dann auf einer sekundären materiellen Ebene, eine bestimmte typische Persönlichkeitsstruktur, einen Organismus mit allen Organen, einem bestimmten Verhalten und einer bestimmten Pathologie. Eine Krankheit ist nicht etwas Unorganisches, Äußeres, Zufälliges, sondern ein zum System gehöriger Teil, die logische Konsequenz einer Entwicklung zu immer größerer Desorganisation, weniger Harmonie und größerer Entropie. Wenn wir in Resonanz damit ein Arzneimittel in einer feinstofflichen hochverdünnten Potenz verordnen, wird der Irrtum im hohen feinstofflichen Bereich, der nur durch die potenzierte Substanz erreicht werden kann, behoben. Weil diese ähnlich wie das betroffene Individuum eingestimmt ist, veranlasst sie den feinstofflichen Bereich dazu, wieder in seiner ursprünglichen Melodie bzw. Frequenzstruktur zu klingen. Erinnern wir uns an die gleichklingenden Stimmgabeln: Wenn wir eine anschlagen oder streichen, erklingt auch die zweite, doch in ihrer eigenen ursprünglichen Frequenz – nicht in der ihres Partners, des Ursprungs der Resonanz. Die erneuerte oder vielmehr gestärkte oder erfrischte feinstoffliche schöpferische Frequenz veranlasst die ursprüngliche gesunde Struktur des Organismus als Teil der Urfrequenz dazu, sich wieder zu erneuern. Die Krankheit, die Desorganisation, die sich auf der materiellen, für die Sinne wahrnehmbaren Ebene manifestiert, klingt dann ab, da sie durch die ursprüngliche gesunde Struktur des Organismus ersetzt wird, deren Ursprung im feinstofflichen Bereich liegt. Dies ist ein aktiver Prozess. Das Wesentliche dabei ist, das passende Arzneimittel zu finden, welches damit in Resonanz ist. Je mehr dieses auf das Individuum eingestimmt ist, desto mehr kann es die Resonanz hervorrufen und dadurch den Betreffenden heilen.

Samuel Hahnemann begann gegen Ende des 18. Jahrhunderts mit seiner Arzneimittelprüfung von *China officinale* oder Chinarinde nach einem solchen ähnlichen oder Resonanzmittel zu suchen.* Die Wahl

---

* Für die Zwecke dieses Buches, dessen hauptsächlich behandeltes Thema die Autopathie ist, beschreibe ich nur die Grundlagen der homöopathischen Philosophie und Methodenlehre. Detailliertere Informationen finden sich in meinem Buch *Homeopathy, More Than A Cure* (Verlag Alternativa, Prag 1999).

dieser ersten Substanz, einer Pflanze, für eine homöopathische Arznei-mittelprüfung ist auf die medizinische Praxis jener Zeit zurückzuführen, welche diese Substanz in rohem (unverdünntem) Zustand zur Heilung von Malaria verwendete. Hahnemann erkannte, dass die Substanz in einem Gesunden die gleichen Symptome auslöste, wie sie von Menschen berichtet wurden, die an Malaria litten. Er zog daraus den Schluss, dass dieses Arzneimittel genau deshalb die Krankheit heilen konnte, weil es der Malaria glich und einen ihr ähnlichen Zustand hervorrief. Damit hatte er das *Ähnlichkeitsprinzip* entdeckt.

Hahnemann erkannte später, dass akute pathologische Probleme nicht zufällig sind, sondern stattdessen von einer allgemeinen tief sitzenden Disposition herrühren, die jeder hat und die angeboren ist. Diese Disposition bezeichnete er als *Miasma*, was so viel wie „Verunreinigung" bedeutet. Eine Person mit einer schwachen pathologischen Anlage hat eine nur geringfügige Krankheitsdisposition und wird selbst inmitten der schwersten Epidemie nicht krank werden. Aus seiner großen medizinischen Erfahrung zog Hahnemann daher den Schluss, dass das Hauptziel der Behandlung darin bestehen sollte, diese allgemeine Krankheitsdisposition, das Miasma zu heilen. Wenn es möglich wäre, ein Arzneimittel zu finden, das allen Aspekten der Persönlichkeit, dem gesamten Schwingungsmuster des Patienten entsprach, dann könnte eine Heilung für alle Krankheiten, die davon herrührten, erreicht werden. Eine wirksame Heilung würde die betreffende Person gesund und widerstandsfähig gegenüber negativen Einflüssen machen. Chronische und lang andauernde Krankheiten würden verschwinden.

Hahnemann unterschied zwischen drei Grundtypen von Miasmen, nämlich *sykotisch* (wofür die Hauptarzneimittel *Thuja* und *Medorrhinum* sind), *psorisch (Sulfur* und *Psorinum)* und *syphilitisch (Mercurius* und *Syphilinum)*. Wir sehen, dass im Hinblick auf das Hauptthema dieses Buches, der Autopathie, jedes Miasma mit einem aus dem menschlichen Körper stammenden Arzneimittel in Verbindung steht. Hahnemanns Miasmen haben bestimmte Grundeigenschaften, die durch den allgemeinen Charakter der Beschwerden bestimmt werden. Das sykotische Miasma ist durch eine Überproduktion, einen Überschuss (zum Beispiel in Form von Warzen, Zysten, Dickleibigkeit) gekennzeichnet; das Unterscheidungsmerkmal des psorischen Miasmas ist eine Insuffizienz, Minderung oder Schwund von etwas, während das syphilitische Miasma von Zerstörung und Auflösung gekennzeichnet ist.

Spätere Autoren fügten eine Liste von anderen Arten von Miasmen hinzu und haben den ganzen Vorgang dadurch erheblich verkompliziert, dass sie erklärten, eine einzige Person könne alle Miasmen gleichzeitig haben. Danach haben Miasmen keinen besonderen Wert für die Bestimmung eines spezifischen Heilmittels, aber sie besitzen einen wichtigen philosophischen Einfluss. Hahnemann erklärt, dabei handele es sich um eine grundlegende pathologische Disposition, die geheilt werden müsse, anstatt die für sie spezifischen Symptome zu behandeln. Dies ist ein hohes Ideal und beruht sicherlich auf wahren und empirisch nachweisbaren Fakten. Die Theorie wurde im Laufe der Zeit weiterentwickelt, vor allem in Kents Arbeit, der von *Konstitution* spricht. Kent unterteilt die Arzneimittel in zwei Grundkategorien: „tief wirkende" und „oberflächlich wirkende" Arzneimittel. Tief wirkende Arzneimittel können in Resonanz mit dem inneren Organisationssystem, mit dem „Inneren Menschen" treten, während die zweite Kategorie vom Organisationszentrum des Menschen weiter entfernt ist und durch ihre Resonanz nur auf ein paar lokalisierte periphere Körperteile, Organe, spezifische Beschwerden usw. einwirkt. Die erste Gruppe vermag auf die gesamte Konstitution, die Grundstruktur eines Menschen einzuwirken und dadurch alle pathologischen Elemente zu heilen, die in der betreffenden Konstitution enthalten sind. Die zweite Kategorie besitzt diese Fähigkeit nicht, obwohl sie einen vorübergehenden Einfluss auf die lokalen Symptome des Miasmas haben kann.

Nach Kent ist ein Arzneimittel, welches die Konstitution oder das gesamte Miasma zu heilen vermag, das die gesundheitlichen Probleme – die Krankheit – hervorruft, ein „Konstitutionsmittel". Das höchste Ziel von Kents Homöopathie besteht darin, die Konstitution, den ganzen, den „Inneren Menschen" zu heilen oder das Miasma auszulöschen, wie Hahnemann es versuchte. Mit anderen Worten: einen dauerhaften Zustand von innerer Gesundheit und daraus resultierender äußerer Gesundheit herzustellen. Am Anfang des *Organon* wird dasselbe Ideal verkündet, zum Beispiel in Paragraph 2: „Das höchste Ideal ist schnelle, sanfte, dauerhafte Wiederherstellung der Gesundheit …" Beide Autoren, Hahnemann wie Kent, erklären dann weiterhin kategorisch, dass ein Miasma (obwohl es „Verunreinigung" bedeutet) kein passives und quantitatives Element ist, sondern vielmehr eine qualitative *Dynamis* oder ein „Innerer Mensch", welcher der Desorganisation, Entropie, Verwirrung unterliegt. Miasma wird verstanden als Disharmonie im Gegensatz zu Harmonie, zu Gesundheit.

Die Arbeit eines Homöopathen besteht somit hauptsächlich darin, nach demjenigen Konstitutionsmittel zu suchen, dessen Resonanz dem Zentrum, der zentralen Frequenz eines Menschen am nächsten kommt. Er findet es dadurch, dass er nicht nur die Pathologie, sondern die gesamten damit verbundenen Umstände untersucht, darunter frühere Beschwerden, Psychologie und soziales Verhalten, und dies dann mit der Arzneimittelbeschreibung in der *Materia Medica* vergleicht. Als Folge davon verschwinden nach und nach alle Arten von Krankheiten, die das Individuum im Laufe seines Lebens erworben hat, und das geheilte Zentrum setzt den langen Prozess in Gang, die Ordnung in den hierarchisch tieferen Ebenen wiederherzustellen.

Um vollständig zu verdeutlichen, was dies bedeutet, möchte ich einen Fall aus meiner eigenen homöopathischen Praxis beschreiben:

Am 1. Juni 2000 suchte mich ein 41-jähriger Mann von kräftiger Gestalt, aber von Sorgen zerfurchtem Aussehen aus. Seine hauptsächlichen Probleme konzentrierten sich in der Lunge, den Bronchien und den Mandeln. Er hatte häufig einen stechenden Schmerz im Brustkorb; dies war am schlimmsten im letzten Winter gewesen, als es so ernst war, dass er sich hinlegen musste, sich nicht mehr bewegen und nicht einmal mehr essen konnte. Er litt an einem hartnäckigen chronischen Husten, der sich bei kühlem Wetter und draußen an der kalten Luft verschlimmerte, wobei er auch Atemprobleme hatte. Wenn er etwas Kaltes trank, taten ihm sofort die Mandeln weh, und es wurde eine Menge Schleim produziert, der Husten auslöste. Er hatte Probleme im Hals und in den Bronchien erstmals vor 20 Jahren erlebt, nachdem er von einer Halsentzündung genesen war. Seit einigen Jahren litt er auch an Schmerzen im Knie, besonders durch Zugluft beim Autofahren. Alle diese Beschwerden waren von der Schulmedizin erfolglos behandelt worden.

Um ein umfassenderes Bild zu erhalten, befragte ich ihn nach irgendwelchen anderen Beschwerden in der Vergangenheit. Das ist wichtig für die Entscheidung über die Art des Arzneimittels, mit dem akute gesundheitliche Probleme zu behandeln sind, da dasselbe nicht-materielle Zentrum oder feinstoffliche Schwingungsmuster, welches den gegenwärtigen pathologischen Befund hervorrief, auch für andere Probleme ähnlicher Art in der Vergangenheit verantwortlich ist. Je mehr ich weiß, desto besser werde ich dazu in der Lage sein, ein Arzneimittel zu verordnen, das sich in Resonanz befindet.

Der Patient erzählte mir, dass er als Kind und junger Mann ausgesprochen gesund gewesen sei und keine Krankheiten gehabt habe. Vor einigen Jahren habe er jedoch unter Rückenschmerzen gelitten, die sich bis zu seinen Beinen erstreckt hätten. Dies war besser geworden, doch stattdessen waren nun wiederholt Kopfschmerzen aufgetreten.

Die bisher erhaltene Information würde für eine genaue Verordnung nicht ausreichen; die physischen Beschwerden würden der Beschreibung einiger hundert Arzneimittel entsprechen. Wichtiger ist der allgemeine Charakter der Beschwerden, beispielsweise ihre Verschlimmerung bei kaltem Wetter und Zugluft. Durch eine Verbindung der Symptome und ihren allgemeinen Charakter – in diesem Falle die Verschlimmerung aller Beschwerden bei Kälte und Zug – gelangen wir mittels dieser Auswahlkriterien zu einer Gruppe von mehreren dutzend Arzneimitteln, deren Beschreibung beide Modalitäten enthält.

Ich befragte den Patienten dann nach der Tages- oder Nachtzeit, wenn die Beschwerden auftraten oder sich verschlimmerten. Er sagte mir, dass die kritische Zeit zwischen 16 und 20 Uhr sei. Das ist wichtig, da verschiedene homöopathische Typen und Arzneimittel (der Patiententyp und die Beschreibung des Arzneimittels müssen übereinstimmen) verschiedene kritische Zeiten innerhalb des 24-Stunden-Zyklus haben. Nach Murphys *Repertorium*, meinem hauptsächlichen Nachschlagewerk, gibt es für eine Verschlechterung, die während dieses Zeitraums auftritt, zwölf Arzneimittel, während ungefähr weitere zehn noch im möglichen Bereich liegen. Das Verfahren der Auswahl von den ursprünglichen, etwa 2000 beschriebenen homöopathischen Typen setzt sich auf diese Weise fort und beschränkt sich schließlich auf ein paar wenige Arzneimittel, die sämtliche erwähnten Merkmale des Patienten besitzen.

Am besten trifft den Charakter der zentralen Frequenz jedoch die Psyche des Individuums, die direkt von der Frequenz beeinflusst wird. Daher befragte ich den Patienten über seine Gefühle, Emotionen und Verhaltensweisen und erfuhr Folgendes:

Er ist eine äußerst ängstliche Person, versucht aber, dies vor anderen zu verbergen. Als er an der Universität studierte, schlief er in der Nacht vor seinen Prüfungen überhaupt nicht. Bei Auseinandersetzungen bleibt er beherrscht, auch wenn er innerlich vor Wut kocht. Er versucht andere zu dominieren und für sie Entscheidungen in Angelegenheiten zu treffen, wo er sich kompetent fühlt, besonders bei der Arbeit, wo er in leitender Stellung tätig ist. Er mag Konkurrenz am Arbeitsplatz wie auch anderswo, weil sie ihn zu besseren Leistungen antreibt. Er spielte in Sportmannschaften Fußball, Basketball und Hockey und mochte alle diese Sportarten hauptsächlich wegen ihrer Elemente eines Wettkampfs. Aus gesundheitlichen Gründen hat er sie aufgeben müssen. Am Montag hat er einen schlechten Tag, weil er während des Wochenendes aus seinem Arbeitsrhythmus gerät. Manchmal hat er Schlafprobleme, wacht um drei Uhr morgens auf und kann dann nicht mehr einschlafen, vor allem Sonntagnacht. Am Montag hat er auch starke Kopfschmerzen, die während des ganzen Tages andauern und manchmal so heftig sind, dass er nicht mehr Auto fahren kann. Dies schränkt ihn in seinen Arbeitsleistungen ein, da sein Job es von ihm verlangt, mehrere Stunden pro Tag hinter dem Steuerrad zu verbringen.

Dieses psychologische Bild ist genau so, als wäre es direkt aus der *Materia Medica* entnommen, was in der Praxis nicht immer der Fall ist. Ein Vergleich mit der Beschreibung in der *Materia Medica* zeigt, dass es dem Arzneimittel *Lycopodium clavatum*, potenzierten Bärlappsamen entspricht. Auch die Pathologie und der allgemeine Charakter der Beschwerden passen zu diesem Arzneimittel. Der Patient entspricht auch dem Grundwesen des Arzneimittels, das darin besteht, sich wechselhaften Umständen anzupassen und im Wettstreit mit anderen erfolgreich zu überleben. Wenn wir uns klar machen, dass *Lycopodium* die älteste Landpflanze ist, die aus dem Paläozoikum stammt, wo sie vorherrschend war, dass es ihr gelang, sich an grundlegende Veränderungen in Klima und umgebender Fauna und Flora anzupassen und bis heute zu überleben, dann erkennen wir, dass selbst die Existenz einer Pflanze von derselben Grundmotivation bestimmt wird wie eine Person vom *Lycopodium*-Typus. Aus diesem Grunde besteht eine derart starke Resonanz zwischen der Pflanze und einer Person ihres Typus – eine Resonanz, die Heilkraft besitzt.

Ich empfahl *Lycopodium* C200. Die Zahl 200 bedeutet die Anzahl der Zentesimal-Verdünnungen. Die so genannte Avogadro'sche Zahl wird mit der 12. Verdünnung erreicht, was bedeutet, dass statistisch gesehen von diesem Punkt an kein Partikel der Anfangssubstanz mehr in dem verdünnten Produkt vorkommen kann. Der Patient nahm eine einzige, auf der Zunge aufgelöste Tablette ein.

Dreieinhalb Monate später, am 19. September 2000, kam er zu einer Nachkontrolle und holte die Notizen hervor, in denen er, auf meinen Vorschlag hin, alle wesentlichen Veränderungen in seinem gesundheitlichen Zustand aufgezeichnet hatte. Ich empfehle es jedem, sich Notizen zu machen, unabhängig davon, ob es sich um eine homöopathische oder autopathische Behandlung handelt. Wir vergessen leicht unangenehme

Vorkommnisse, Schmerzen oder Fieber – dies ist ein psychologischer Automatismus, der uns am Leben erhält. Wenn Sie vor vierzehn Tagen Fieber hatten, wird es Ihnen sehr schwer fallen, sich genau daran zu erinnern, was passiert ist. Wenn die Probleme vorübergegangen sind, werden Sie in ein paar Tagen nichts mehr davon wissen. Und erst nach drei Monaten! Der Mann schaute in seine Notizen und las daraus vor: „Verbesserung beim Schlafen. Kopf tut nicht mehr weh. Ende Juni ein heftiger Schmerz in meinem Rücken, wenn ich mich ungeschickt bewege; seitdem gelegentlicher Schmerz unter meinem rechten Rippenbogen und bisweilen links. Dieser hörte nach zwei Wochen von selbst auf."

Meine Aufgabe bestand nun darin herauszufinden, ob der Patient diese Symptome schon früher erlebt hatte. Wenn dies der Fall war, dann wäre dies eine gute Nachricht, denn es würde bedeuten, dass er die früheren qualitativen Frequenzzustände zu erleben begann, durch die er vor dem Eintreten seiner Pathologie gegangen war. Er war auf dem Weg der Besserung. Wir können seinen Lebensweg in Form einer Treppe darstellen.

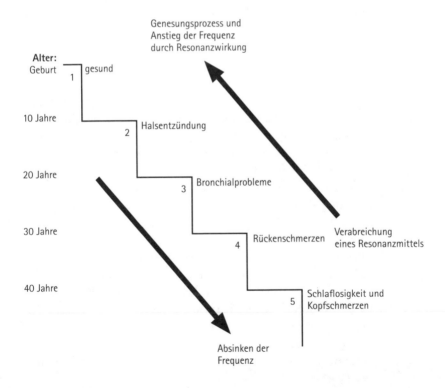

Wenn der Frequenzzustand des Organismus als Folge der Verordnung eines Resonanzmittels ansteigt, so bedeutet dies, dass er retroaktiv, also in umgekehrter Richtung frühere physische und psychische Symptome durchläuft, die in der Vergangenheit mit derselben Frequenz – im vorliegenden Fall Rückenschmerzen – verbunden waren. Auch die Psyche kehrte zu einem viel positiveren, höheren Zustand zurück. Als Folge davon reagiert der Patient nun weitaus besser auf Stress, leidet nicht mehr an Kopfschmerzen und kann mit Arbeitsbelastungen angemessener umgehen. Er sagt auch, dass er sich viel besser fühle und allgemein eine positivere Lebenseinstellung habe.

Im 19. Jahrhundert stellte der amerikanische [eigentlich deutschstämmige, Anm. d. Übers.] Homöopath Constantin Hering die Regeln auf, die heute als „Herings Gesetze" bekannt sind, nach denen die individuelle Verordnung des passenden Arzneimittels entwickelt wurde: *Beschwerden werden vom Zentrum nach außen geheilt* – das heißt, zuerst die zentral gelegenen Beschwerden in den wichtigsten Organen, danach in den peripheren Organen. In unserem Falle entspricht dies der Verbesserung der Schlafstörungen und Kopfschmerzen während der ersten Behandlungsphase. Die zweite Regel lautet: *Beschwerden werden in der entgegengesetzten Abfolge geheilt, wie sie aufgetreten sind.* Wer sich einer homöopathischen Behandlung unterzieht, wird nach und nach von seinen Problemen und Beschwerden befreit, während sich seine Frequenz erhöht. Dies entspricht dem Verschwinden der Kopfschmerzen als letztem Schmerzsymptom und der vorübergehenden Wiederkehr der Rückenschmerzen, die den Kopfschmerzen vorausgegangen waren.

Wir sollten auch beachten, dass sich die Probleme von der zentralen Frequenz zur Peripherie zurückziehen. Dies geschieht nur als Reaktion auf das richtig verabreichte Arzneimittel, das in Resonanz mit der zentralen Frequenz ist und diese erhöht. Auf diese Art und Weise erfahren wir, ob eine echte homöopathische Reaktion stattgefunden hat. Wenn die Symptome sich nicht fortschreitend nach Herings Gesetzen entwickeln, dann war das Arzneimittel nicht ganz genau gewählt und hat nicht dazu geführt, dass sich die zentrale Frequenz erhöht. Wenn wir die Symptome bei Behandlungsbeginn feststellen, nachdem das Arzneimittel verabreicht worden ist, so bietet dies auch die beste Prognose für die Behandlung der Beschwerden, an denen der Patient bisher gelitten hat.

Kein weiteres Arzneimittel wurde verordnet, und der Mann erschien erst wieder am 3. April 2001, also zehn Monate nach der Verabreichung des

Arzneimittels. Er sagte, er sei während des gesamten Winters kein einziges Mal krank gewesen – und dies zum ersten Mal seit zehn Jahren(vielleicht sogar während seines ganzen Lebens!). Der chronische Husten war verschwunden und nicht mehr zurückgekehrt; die immer wieder auftretenden Halsprobleme waren ebenso vergangen wie alle oben erwähnten physischen Beschwerden. Es gab keine Tiefs an den Montagen mehr und sein Schlaf hatte sich verbessert; seit langem war er nachts nicht mehr wie früher üblich aufgewacht. Er war sehr zufrieden und völlig gesund.

Im September 2001 kam er zu einer weiteren Nachkontrolle, die lediglich seinen Gesundheitszustand bei der vorangegangenen Überprüfung bestätigte.

Am 3. Januar 2002 suchte er mich jedoch auf, um mir zu berichten, dass er seit drei Wochen wieder an Kopfschmerzen leide. Außerdem wurde er in der Nacht wieder wach und blieb auf, bis es hell wurde. Bei der Arbeit fühlte er sich überlastet. Was hatte dies zu bedeuten? Nach anderthalb Jahren hatte das Arzneimittel aufgehört zu wirken, die Resonanz des Zentrums war abgeklungen und seine Frequenz auf den früheren Zustand zu Behandlungsbeginn gesunken. Der Rückgang oder Rückfall, wie wir das in der Homöopathie nennen, war von einem Wiederauftreten der Symptome begleitet, die der sinkenden Frequenz entsprachen. Dies wirkte sich zuerst auf den Geist aus (schlechter Schlaf), der am engsten mit der zentralen Frequenz verbunden ist. Danach kamen die zentral gelegenen Beschwerden (Kopfschmerzen), die im Gehirn als Zentralorgan lokalisiert und im hierarchischen Aufbau ebenfalls eng mit dem Zentrum verbunden sind. Physische Beschwerden, wie Husten, Mandelentzündung usw., waren noch nicht aufgetreten, doch man konnte damit rechnen, dass sie sich bald einstellen würden.

In einer solchen Situation ist es notwendig, die Resonanz mit dem Zentrum auf der höchsten Ebene zu erneuern. Ich empfahl daher *Lycopodium* 1M – eine tausendfach potenzierte Zentesimal-Verdünnung, von der eine einzige Tablette verordnet wurde.

Der Patient kam am 25. April 2002 zu einer weiteren Nachkontrolle und berichtete mir, dass er vier Tage nach Einnahme der Tablette begonnen hatte, sich schlecht zu fühlen, an starken Kopfschmerzen litt, sich erbrach und sich vier Tage hinlegen musste; beim Gehen fühlte er sich unsicher, und in einer Röntgenaufnahme hatten Ärzte eine Blockierung in seiner Halswirbelsäule festgestellt. Er wachte um drei Uhr nachts auf und konnte nicht wieder einschlafen. Das hochpotenzierte Arzneimittel hatte zu einer deutlichen Verschlechterung der Beschwerden geführt – ein Vorgang, den wir als „homöopathische Erstverschlimmerung" bezeichnen. Eine Verschlechterung von vorhandenen oder früheren Symptomen, die innerhalb von ein paar Tagen nach Verabreichung des Arzneimittels eintritt, bedeutet, dass der Organismus reagiert hat, und wird als gutes Zeichen für den weiteren Verlauf angesehen. Eine derartige Verschlechterung tritt nur nach der Verordnung eines Arzneimittels mit genau entsprechender Resonanz auf, doch auch dies nicht immer. In vielen Fällen ist keine Erstverschlimmerung offensichtlich oder, falls doch, nur ganz geringfügig und fast nicht wahrnehmbar.

Eine solche Erstverschlimmerung erreicht nur selten die oben beschriebene Intensität. Im Laufe der folgenden zwei Wochen kam alles von selbst wieder ins Gleichgewicht. Nach dem nächsten Winter war der Patient immer noch frei von Beschwerden, auch von den früheren chronischen Problemen; alles funktionierte genau so, wie es sollte, und es ging ihm prächtig. Der im Winter übliche Husten und die Halsschmerzen waren nicht mehr aufgetreten. Er war gesund und sehr zufrieden mit der Behandlung.

Die Nachkontrolle ermöglichte es uns zu sehen, wie der physische Organismus auf die erhöhte feinstoffliche Frequenz des Zentrums reagiert, seine früheren Zustände durchläuft und rasch eine widerstandskräftige Gesundheit erlangt.

Der gesamte Prozess vor und nach der Verabreichung des ganzheitlichen Arzneimittels erinnert mich ein wenig an einen aufblasbaren Luftballon. Wenn wir ihn aufblasen, ist er wunderschön glatt, gesund. In seiner Jugend ist ein Mensch verhältnismäßig gesund und hat keine chronischen Probleme – leider endet diese Idylle heute oft schon im Babyalter. Dann beginnt das unsichtbare Innere langsam durch undichte Stellen zu entweichen, die hauptsächlich durch seine Verbindung zu harten und verschmutzenden Umweltbedingungen und/oder grobe Behandlung verursacht werden. Die Oberfläche des Ballons wird weicher und runzlig.

Wir gewöhnen uns an den Vorgang, Runzeln zu bekommen, an Krankheit, an Fehler auf dieser einstmals so schönen, glatten Oberfläche. Durch die Anwendung von herkömmlichen Arzneimitteln, Massagen und ähnlichen, oberflächlich wirkenden medizinischen Verfahren versuchen wir, den Luftballon kosmetisch zu behandeln, eine Art von Schönheitsoperation, oder wenigstens ein paar Runzeln auszubügeln. Doch die Luft nimmt immer weiter ab, und wenn wir künstlich Druck anwenden oder eine Seite des Luftballons glätten, leidet die andere Seite umso mehr. Schließlich gewöhnen wir uns an die Runzeln, auch wenn wir das gar nicht wollen. Dann erscheint ein Homöopath mit einem Konstitutionsmittel, der, anstatt die Runzeln zu glätten, den Luftballon aufbläst und ihn dadurch mit jener unsichtbaren Essenz versorgt, die ihm wieder Form gibt. Die Oberfläche strafft sich, die Runzeln verschwinden, doch weil das Material auf der sie umgebenden Oberfläche hart geworden ist, kann selbst dieser Prozess manchmal schmerzhaft sein.

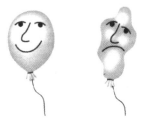

Er ist allerdings eindeutig angenehmer als der zu Krankheit führende Weg. Der Vergleich soll uns einfach nur daran erinnern, dass sich eine wirkliche Heilung immer auf das Ganze bezieht. Und dass es unter der Oberfläche etwas Unsichtbares gibt, das von wesentlicher Bedeutung ist und das Form verleiht. Weil der Vergleich mit einem Luftballon jedoch nicht genau dem Begriff der Frequenz entspricht, möchte ich wieder die Analogie der Treppe heranziehen, die ich bereits verwendet habe. Der Organismus kehrt zu Frequenzzuständen zurück, die er früher in der Jugend erlebt hat, zu einer Zeit also, wo er unter weitaus weniger ernsten Beschwerden oder überhaupt keinen gelitten hat, wo er verhältnismäßig gesund war. Der äußere Zustand des Organismus entspricht dem inneren Frequenzzustand des Zentrums. Veränderungen im inneren Zustand bewirken Veränderungen im äußeren Zustand: „Wie oben, so unten".

Nach der Verabreichung eines Arzneimittels mit einer sehr genauen Resonanz kann es gelegentlich passieren, dass jemand, der sein ganzes Leben lang chronisch krank gewesen und von einer Vielzahl an Beschwerden geplagt worden ist, zu bisher unbekannter Gesundheit findet. Vielleicht war dies im *Lycopodium*-Fallbeispiel geschehen. Der Patient kann einen höheren Frequenzzustand als jemals zuvor erreichen. Geistig-spirituell und dann auch physisch kommt er näher als je zuvor an die feinstoffliche universelle Frequenz heran, den „Inneren Menschen", von dem wir alle abstammen – manche mehr und manche weniger vollkommen.

Der folgende Fall ist ein weiteres Beispiel für die Suche nach Resonanz, das uns einen Schritt näher an das Hauptthema dieses Buches, die Autopathie, heranführen soll.

Ende Dezember 2000 erschien eine schlanke, attraktive Brünette in meiner Praxis und berichtete das Folgende:

Die offizielle Diagnose ihres Arztes lautete *Morbus Bechterew.* Sie hatte ein steifes Rückgrat, was ihr große Schmerzen bereitete, und sie litt an Muskelkrämpfen. In den letzten drei Monaten war dies schlimmer denn je gewesen, obwohl sie diese Beschwerden bereits seit dem Alter von elf Jahren hatte. Auch ihre Knie, die Handgelenke und Schultern taten ihr weh. Sie nahm Antirheumatika und andere Arzneimittel ein. Sie war ständig müde und erschöpft, besonders abends, wobei es am späteren Abend etwas besser wurde. Sie litt stark an Blähungen und Verstopfung im Wechsel mit Durchfall. Sie hatte das Gefühl, dass ihr Gesundheitszustand sich immer weiter verschlimmerte; in letzter Zeit hatte sie auch schlecht geschlafen und lange gebraucht, um einzuschlafen, war dann oft aufgewacht und konnte nicht wieder einschlafen, obwohl sie Schlaf aufgrund ihrer Erschöpfung so dringend brauchte. Sie weinte sehr leicht und brach beim geringsten Anlass in Tränen aus, manchmal mehrmals am Tag, unter anderem auch beim Elternabend in der Schule ihres Kindes. Als sie mir von ihren Problemen erzählte, hielt sie ein Taschentuch mit der Hand umklammert, und Tränen rannen ihr über das Gesicht. Obwohl sie an ernstlichen körperlichen Beschwerden litt, hatte sie das Gefühl, dass die Hauptursache und Quelle ihres Leidens psychisch sei. Sie spürte sehr große innere Spannung, und auch ihre Erschöpfung war wahrscheinlich ihrem Ursprung nach psychisch; manchmal war sie so müde und erschöpft, dass es ihr schwer fiel zu atmen. Sie hatte Sodbrennen und Magenschmerzen, besonders dann, wenn etwas Negatives in der Familie oder bei der Arbeit passierte. Sie litt an großen Angstzuständen und fürchtete sich vor fast jedem Ereignis, das nicht Teil ihrer normalen Alltagsroutine war. Auf ihrem Rücken hatte sie mehrere Muttermale, die im Erwachsenenalter aufgetreten waren, und sie befürchtete, dass einige von ihnen kanzerös werden könnten.

Auf meine Bitte erzählte sie mir auch etwas über ihr Seelenleben. Sie war eine äußerst pünktliche und ordentliche Person, die sich Mühe gab, dafür zu sorgen, dass alles so war, wie es sein sollte. Sie sang gerne bei öffentlichen Auftritten und Wettbewerben, obwohl ihr bei einer Gelegenheit aufgrund von Beklemmung die Stimme versagt hatte und es ihr schwer gefallen war, weiterzusingen. In jüngeren Jahren hatte sie Klavier gespielt. Sie liebte den Tanz, der ihr, wie sie sagte, als eine natürlichere Form der Bewegung erschien. Sie war nicht gern ganz allein; irgendjemand musste zu Hause sein, damit sie sich sicher fühlte. Sie litt unter Selbstmitleid. Sie vermied Konflikte, weil sie nicht wusste, wie sie argumentieren sollte; entweder brach sie in Tränen aus oder gab klein bei, wenn sie sich in einem Interessenskonflikt befand. Dann ärgerte sie sich zusätzlich über die Art und Weise, wie sie sich verhalten hatte, und war wütend auf sich. Als Kind hatte ihr Vater sie häufig und oft ungerechtfertigt geschlagen, und sie fürchtete ihn. Sie wanderte gern und mochte jede Art von Ausflug aufs Land, darunter auch Skilaufen. Sie unternahm gerne Reisen, fuhr schnell, aber sicher und überholte gerne. Sie zog es vor, Urlaub in warmen Gegenden am Meer zu machen, wo sich ihre Probleme verbesserten und sie sich allgemein wohler fühlte. Im Flugzeug auf der Heimreise pflegten die Schmerzen jedoch in der früheren Intensität zurückzukehren.

Auch in diesem Falle war der Weg zur Auswahl des Arzneimittels in erster Linie psychologisch. Das Arzneimittel sollte die folgenden Kennzeichen haben: äußerst unausgewogener emotionaler Zustand mit Höhen und Tiefen; traumatische Schädigung in der Kindheit als Folge von elterlicher Gewalt; künstlerische Neigungen (Singen, Klavierspielen) und Liebe zum Tanz; der Wunsch nach Perfektion; Angst vor Krebs; eine große Liebe zum Land; weint, wenn sie während der homöopathischen Befragung über *ihre* Probleme spricht; hohe Sensibilität gegenüber jeglicher Disharmonie (Auseinandersetzungen, Stress) oder andererseits für Harmonie (Liebe zum Land, zur Musik) in ihrer Umgebung. Ihr Fall wies auch typische Merkmale des Heilmittels in Verbindung mit so genannten „allgemeinen Modalitäten" – oder dem allgemeinen Charakter der Pathologie – auf: Die Beschwerden verbessern sich am Meer und verschlechtern sich vorübergehend am frühen Abend.

Das Arzneimittel, das ich verordnete und dessen Namen ich gleich verraten werde, ist vielleicht das wichtigste für das Erschöpfungssyndrom, wie es früher oder später bei Menschen dieses Typus auftritt. Es handelt sich dabei um genau jene Art von psychischer und physischer Erschöpfung, für die es im Allgemeinen – und selbst nach den angemessenen medizinischen Untersuchungen – keine Erklärung gibt. Der grundlegende seelische Zustand dieses Personentypus wurde mir sehr gut von einem Mann beschrieben, der dasselbe Heilmittel für seine Beschwerden brauchte. Er sagte: „Ich habe das Gefühl, dass ich ein Engel bin, der wegen irgendeines kleinen Vergehens oder eher noch aus Neugier in dieses Leben auf Erden hineingeboren wurde und nun von den Menschen um ihn herum akzeptiert und geliebt werden will. Doch irgendwie klappt das nicht so ganz bei mir, ich stoße immer wieder auf Probleme und Hindernisse. Diese Welt ist zu grob für mich, zu unmoralisch, zu unvollkommen und verletzend, so als wäre ich immer noch an eine höhere Ordnung gewöhnt, wie sie in einem himmlischen Reich existiert. Deshalb kann ich mich hier niemals ganz wohl fühlen." Das Hauptthema dieses Arzneimittels ist die Suche nach der verlorenen Harmonie.

Ich empfahl *Carcinosin* (oder *Carcinosinum*) C200 und als Dosis eine einzige Tablette.

Carcinosin ist ein Arzneimittel, dessen ganzheitliches und vor allem mentales Bild in den 1950er-Jahren entdeckt wurde, aber erst in den 90er-Jahren in die *Materia Medica* und das *Repertorium* aufgenommen worden ist. Zu diesem Zeitpunkt verkündeten viele Homöopathen, wie beispielsweise der Australier Philip M. Bailey und der Franzose H. Bon Hoa, dass es das nützlichste und am häufigsten verwendete Konstitutionsmittel in ihrer Praxis sei. Ich kann ihrer Meinung nur beipflichten. In meiner Praxis habe ich viele Beispiele von Menschen, denen mit *Carcinosin* geholfen worden ist – nicht nur in leichten oder akuten Fällen, sondern auch bei lange bestehenden, chronischen und manchmal sehr ernsten Zuständen, angefangen von Grippe, Warzen, Arthrose, Allergien, Ekzemen, Kolitis, Migräne bis hin zu Diabetes, Magersucht, Schlaflosigkeit, Phobien, Depression und Angstzuständen. Das Interessante ist, dass der Ursprung dieses Arzneimittels unbekannt ist. Man weiß lediglich, dass die *Nelson's Pharmacy* in London es nach 1920 aus den USA in einer 30er-Potenz erwarb, die dann weiter potenziert wurde. Das ursprüngliche Arzneimittel kann daher in keiner tieferen als einer 30er-Potenz auftauchen. Es ist nicht bekannt, woraus genau es hergestellt worden ist. Die wahrscheinlichste Erklärung lautet jedoch, dass es von James Tyler Kent entwickelt wurde, der die durchsichtige, wässrige Absonderung aus dem offenen Krebstumor der Brust einer seiner Patientinnen entfernte und potenzierte und dies *Carcinosin* nannte. Selbst verwendete Kent es jedoch nur zu symptomatischen Zwecken, um die Schmerzen von Krebspatienten zu lindern oder zu bessern, und war sich der weiteren Anwendungsmöglichkeiten nicht bewusst. Ein so hergestelltes Arzneimittel trägt die Schwingung des kranken Menschen in sich, der spürt und weiß, dass sein Organismus von der höheren Quelle getrennt worden ist und in Disharmonie und Chaos fällt.

Carcinosin gehört in die Kategorie der so genannten *Nosoden*, das sind Arzneimittel aus pathologischen Körperflüssigkeiten, Sekreten usw. Es ist jedoch die einzige von ihnen, die keine spezifischen Mikroorganismen enthält und ausschließlich ein Produkt des menschlichen Körpers ist. Das einzige derartige Arzneimittel in der Homöopathie ist *Lac Humanum*, potenzierte [menschliche] Muttermilch, im Augenblick noch ein neues, wenig erprobtes Arzneimittel. Es überrascht nicht, dass diese beiden Arzneimittel sich in Krankheitsbild und Wirkung sehr ähnlich sind. Beide stammen aus der menschlichen Brust, wobei es sich im zweiten Fall um eine völlig gesunde Brust handelt. Ein Punkt, der zu beachten ist: Warum reagiert ein hoher Prozentsatz an homöopathisch behandelten Patienten ganzheitlich auf ein reines potenziertes Produkt des menschlichen Körpers? Die Antwort darauf werden wir im zweiten Teil des Buches erhalten.

Die Frau mit *Morbus Bechterew* kam am 19. April 2001 zu einer Nachkontrolle – diesmal ohne *Morbus Bechterew*! Ihr Rücken tat ihr nicht mehr weh; nur bei kalten Temperaturen spürte sie noch Schmerzen im Rückenbereich. Die Muskelkrämpfe waren verschwunden. Sie war nicht mehr müde und erschöpft. Die Pigmentflecken auf ihrem Rücken hatten einen helleren Farbton angenommen. Psychisch ging es ihr weitaus besser; sie lächelte mehr, war gesprächiger, fühlte sich weniger besorgt, hatte keine Angstgefühle und weinte nicht mehr. Ihre Handgelenke und Zehen bereiteten ihr weiterhin zeitweilige Schmerzen.

Im Juni desselben Jahres hatte sie ein zweitägiges Fieber, das von selbst vorbeiging. Sie fühlte sich gut. Die Schmerzen im Handgelenk waren verschwunden.

Im September desselben Jahres kehrten der Schmerz und die Angst allmählich zurück. Wieder begann sie sich erschöpft zu fühlen. Was hatte dies zu bedeuten? Ein Rückfall, das heißt eine Rückkehr der früheren Pathologie, obwohl noch nicht in den Zustand vor der Behandlung. Ich verordnete *Carcinosin* 1M.

Im Januar 2002 berichtete sie Folgendes: Drei Tage nach der Einnahme des Arzneimittels fühlte sie sich äußerst erschöpft; am vierten Tag verschwand die Erschöpfung ganz, und sie begann sich psychisch ausgesprochen gut zu fühlen. Ihre Glieder hatten ihr ein paar Tage lang Unbehagen bereitet, aber was war das schon im Vergleich mit ihren früheren Beschwerden? An diesem Punkt befand sich ihre Entwicklung ganz in Übereinstimmung mit Herings Gesetz, das heißt, die Symptome müssen von innen nach außen behandelt werden. Die tiefer sitzende Pathologie – Erschöpfung und Angst – verschwindet, während die oberflächlichen Symptome – die Gelenke – sich vorübergehend verschlechtern. Dies ergab eine äußerst positive Prognose für die zukünftige Entwicklung. Genau das passierte auch: Sie begann sich ruhiger und ausgeglichener zu fühlen, die Schmerzen in ihren Gelenken ließen allmählich nach. Die Rückenschmerzen verschwanden. Hautflecken ähnlich wie jene, die sie nach konventionellen Arzneimitteln bekommen hatte, traten einige Stunden lang auf. Das bedeutet das Erscheinen eines alten Symptoms, die vorübergehende Rückkehr eines Zustandes, den sie in der Vergangenheit erlebt hatte, obwohl sie keinerlei Medikamente mehr einnahm. Auf dem Weg nach oben durchlebte sie demnach frühere Frequenzzustände, die von selbst vorbeigegangen waren, ohne dass sie Arzneimittel einnehmen musste. Im April 2002 hatte sie wieder leichte Rückenschmerzen bei kühleren Temperaturen oder wenn sie schwitzte und litt wiederholt an Kopfschmerzen. Ich empfahl ihr *Carcinosin* 50M.

Im Juli 2002 suchte sie mich wegen ihrer Tochter auf. Sie redete nicht viel über sich selbst und bestimmte das Gesprächsthema. Sie sah sehr glücklich aus und lächelte häufig. Da sie mich vorher wegen ihrer Probleme oft angerufen hatte, konnte man mit Sicherheit davon ausgehen, dass sie an nichts gelitten hatte, was erwähnenswert war.

Ich möchte jedoch nicht den Anschein erwecken, dass alle meine hunderte von Fällen mit chronischen Erkrankungen ganz so eindeutig waren, und auch nicht, was noch wichtiger ist, dass es mir immer gleich von Anfang an gelungen ist, das Resonanzmittel zu finden, welches den Patienten heilen und noch viele Jahre lang weiterhin eine positive Wirkung auf ihn haben würde – auch wenn dies bei einem beträchtlichen Prozentsatz meiner Patienten tatsächlich der Fall gewesen ist. Dies ist nicht selbstverständlich in der Homöopathie, und ich habe recht hoch angesehene Homöopathen gekannt, die Herings Gesetze bei ihren Fällen nicht feststellen konnten. Das bedeutet, dass sie keine ganz genauen Resonanzmittel verwendet haben oder, noch deutlicher ausgedrückt, dass sie diese nicht finden konnten.

Das richtige Arzneimittel zu finden ist eine anspruchsvolle Aufgabe, die nur nach einer ausführlichen Befragung übernommen werden kann. Man muss die relevanten typischen Symptome entweder im Computer oder mit Nachschlagewerken bearbeiten, um sich für die richtigen Abschnitte des *Repertoriums* zu entscheiden und die wahrscheinlichen Arzneimittel, welche die Symptome abdecken, mit dem Patienten und der *Materia*

Medica vergleichen. Manchmal kann es sehr schwierig sein, sich zwischen verschiedenen Arzneimitteln zu entscheiden, da sie alle dem Patienten zu entsprechen scheinen. Zu anderen Zeiten scheint kein Arzneimittel mit den relevanten Kriterien übereinzustimmen. Während homöopathische Fachzeitschriften und Bücher voller Beschreibungen von Fällen sind, bei denen das Resonanzmittel rasch und problemlos gefunden wurde, werden Ihnen die Autoren unter vier Augen erzählen, dass es in ihrer Praxis viele Fälle gibt, bei denen sie eine große Vielfalt von Arzneimitteln ausprobieren, ohne eine grundlegende Besserung bei den Problemen des Patienten oder nur eine vorübergehende leichte Besserung zu erreichen (dabei sind die Patienten in Fällen, wo die Schulmedizin völlig versagt hat, offensichtlich schon sehr froh über jede Linderung). Oder nicht einmal das: Bevor zum Beispiel *Carcinosin* Eingang in die ganzheitliche Therapie fand, war dies auch der Fall bei all jenen Patienten, die heute erfolgreich mit diesem Arzneimittel behandelt werden. Auch andere Arzneimittel werden ständig entdeckt. Trotzdem gibt es mehr als genug solcher langwieriger und schwieriger Fälle. Manchmal erweist es sich als unmöglich, die allgemeine Verschlechterung auf irgendeine Weise zu beeinflussen. Selbst die besten Homöopathen erleben derartige Fälle. Das echte Bild der Pathologie des Patienten, sein grundlegendes Schwingungsmuster, kann auch von früherer oder noch laufender Behandlung mit chemischen Medikamenten überdeckt sein und daher nicht in reiner Form an der Oberfläche erscheinen; das macht es unmöglich, eine genaue Verordnung zu bestimmen, die nahe an die zentrale Frequenz herankommt. Ich will einen derartigen Fall beschreiben, der schließlich mit der Verordnung des richtigen Resonanzmittels endete.

Ein Arzt, dessen Kind ich einige Jahre zuvor geheilt hatte, schickte eine Patientin zu mir. Ich hatte auch anderen seiner Verwandten dabei geholfen, von schon seit recht langer Zeit bestehenden Problemen zu genesen. Wahrscheinlich behielt die Patientin deshalb so lange ihr Vertrauen zu mir, obwohl die Probleme einfach nicht weggehen wollten. Es war ein ziemlich extremer und sicher kein typischer Fall, den ich aber an dieser Stelle beschreibe, weil er sehr gut die Stolpersteine, Drehungen und Windungen darstellt, denen wir uns oft gegenübersehen auf dem Weg zu einer ganzheitlichen homöopathischen Behandlung von Beschwerden, die sich als unheilbar durch konventionelle Behandlung erwiesen haben. Dies zeigt auch eine Begrenzung der Homöopathie auf, an die wir nicht selten stoßen.

Die Patientin kam zum ersten Mal im Januar 2000 zu mir. Sie war 45 Jahre alt, gut gekleidet, mit einem angespannten Gesichtsausdruck. Sie erzählte mir ihre Leidensgeschichte: Seit sieben Jahren litt sie an heftigen Migräneanfällen. Der Schmerz war auf der linken Seite des Kopfes lokalisiert, und während eines Migräneanfalls wurde ihr Nacken taub. Der Kopf war auch empfindlich gegenüber Berührung. Die Migräneanfälle dauerten drei Tage, obwohl sie ständig schmerzstillende Mittel nahm. Diese verwendete sie vorbeugend, weil die Tabletten keine Wirkung mehr hatten, sobald der Schmerz einmal angefangen hatte. Sie teilte die Intensität des Schmerzes von 1 bis 5 ein. Die erste Stufe war bereits schlimm genug; die fünfte Schmerzstufe sprach nicht einmal mehr auf Spritzen an.

Der Neurologe wusste nicht, was er tun sollte. In der Regel litt sie einmal und manchmal sogar zweimal pro Woche an Migräneanfällen. Der Schmerz hatte sie an den Rand der Verzweiflung getrieben. Vor sieben Jahren hatte sie Zysten in den Eierstöcken gehabt; diese waren, zusammen mit der Gebärmutter und den Eierstöcken, operativ entfernt worden. Sie hatte sich dann einer Hormontherapie unterzogen, und zu diesem Zeitpunkt hatten ihre Migräneanfälle begonnen. Sie litt auch an Schlaflosigkeit, die ebenfalls auf die chirurgische Entfernung von Gebärmutter und Eierstöcken zurückging. Ohne Tabletten konnte sie nicht einschlafen, selbst wenn sie länger als zwei Stunden wartete. Dreimal pro Jahr hatte sie Blasenentzündungen. Wenn sie ein Gefühl von Ungerechtigkeit empfand, brach sie in Tränen aus. Sie war gern in Gesellschaft mit anderen. Sie zog es vor, in einem Streitgespräch klein beizugeben, aber nicht immer; zu Hause und bei der Arbeit verteidigte sie oft ihre Position. Sie ging gerne auf dem Land, in Wäldern spazieren und sammelte Pilze, manchmal fuhr sie Fahrrad. Sie war eine eifrige Leserin, vor allem von Romanen und Krimis. Sie war abergläubisch und spuckte aus, wenn sie eine Katze sah. Sie hatte schreckliche Träume über den Krieg und die Furcht, dass ihr Mann sie verlassen würde. Vor einer Prüfung fühlte sie sich sehr ängstlich. Vor jedem Ereignis, das nicht in ihre gewohnte Routine hineinpasste, hatte sie „Schmetterlinge im Bauch". Sie war kälteempfindlich und hatte in ihrer Wohnung gerne eine Temperatur um 25 Grad.

Über den allgemeinen Charakter ihrer Beschwerden sagte sie, dass sie am Morgen schlimmer wären, wenn im Allgemeinen auch ihre Migräne anfing. Auch nach einem Nachmittagsschläfchen fühlte sie sich schlechter. Ihre Probleme verschlimmerten sich durch Tiefdruck und bei kaltem, regnerischem Wetter. Vor einiger Zeit war ihr ein Höcker von der linken

Brust entfernt worden; die Operation hatte vorstehende Wulstnarben, so genannte *Keloide*, hinterlassen. Seit ihrer Kindheit hatte sie an Verstopfung gelitten.

Als ich über den Charakter ihrer Beschwerden, ihr eigenes Wesen und ihre Neigungen nachdachte, mit der Betonung auf Lesen und der Veranlagung zu Narbenkeloiden, gelangte ich zu dem Schluss, dass *Carcinosin*, welches diese Merkmale aufweist, das geeignete Arzneimittel wäre und empfahl eine Dosis in der Potenz 200. Zu dieser Entscheidung wurde ich auch durch die Tatsache veranlasst, dass ich zu diesem Zeitpunkt mehrere Fälle mit chronischen Migräneanfällen hatte, welche durch ebendieses Arzneimittel geheilt worden waren.

Nach einem Monat berichtete sie mir, dass sich die Kopfschmerzen verschlimmert hätten. Nun litt sie täglich daran und nichts half mehr. Bei ihren anderen Beschwerden war keinerlei Besserung eingetreten. Sie ging noch immer arbeiten, doch verbrauchte dies viel von ihrer Energie. In diesem Entwicklungsstadium zog ich in Erwägung, dass dem Problem eine ungewöhnlich starke und verlängerte „homöopathische Erstverschlimmerung" zugrunde liegen könnte und dass wir deshalb abwarten sollten, um zu sehen, wie sich dies weiterentwickelte. Zwei Monate später hatte sich im Zustand der Patientin jedoch immer noch keine Besserung gezeigt, was bedeutete, dass die Verschlimmerung nicht „homöopathisch" war. Sie nahm schmerzstillende Mittel und Schlaftabletten.

Einige Zeit verging, und ihr Zustand war immer noch nicht besser geworden. Schlimmer noch, sie verbrühte ihre Hand und musste zehn Tage lang zu Hause bleiben. Die Erfahrung sagt mir, auch wenn ich daraus keine allgemeinen Schlüsse ableiten kann, dass Menschen, die unter der Wirkung eines genauen Resonanzmittels stehen, keine schwerwiegenden Unfälle haben. Ein Unfall ist kein Zufall und häufig auf irgendeine unerklärliche Weise mit dem psychischen Zustand der betreffenden Person verbunden. Um es kurz zu machen, ich musste also ein anderes homöopathisches Arzneimittel finden: *Carcinosin* war es nicht. Ich entschied mich schließlich für *Folliculinum*, ein aus Östrogen hergestelltes Mittel und Bestandteil einer empfängnisverhütenden Hormonpille. Interessanterweise fing ihr Kopf zu schmerzen an und sie litt wieder an Schlaflosigkeit, unmittelbar nachdem sie mit der Einnahme dieser Hormonpille begann, obwohl sie diese auch schon in der Vergangenheit manchmal eingenommen hatte. Vor dem Verlust ihrer Eierstöcke hatte sie mehrmals Probleme mit dem Eisprung gehabt. Sie entsprach den Hauptkennzeichen dieses Arzneimittels sehr gut: Probleme, an denen Menschen leiden, die zu angestrengt bemüht sind, andere zufrieden zu stellen. Dies könnte bei ihr der Fall gewesen sein. Es gab noch viele weitere Gründe für die Wahl von *Folliculinum*, unter anderem Hitzewallungen. Zu diesem Zeitpunkt hatte ich gerade die Übersetzung einer ausführlichen Beschreibung von *Folliculinum* in meiner homöopathischen Zeitschrift veröffentlicht, und es war mir als ein sehr vielversprechendes Arzneimittel aufgefallen, auch wenn es neu und in der Praxis noch wenig erprobt war.

Die Patientin nahm *Folliculinum* 200 ein. Nach ein paar Tagen ließen die Migräneanfälle etwas nach, und sie konnte wieder ohne Schmerzen leben. Auch ihr Schlaf besserte sich, obwohl sie immer noch auf Tabletten angewiesen war, um einschlafen zu können. Die Besserung dauerte mehrere Wochen, und dann begann sich alles langsam wieder zu verschlechtern. Nachdem sie eine weitere Dosis desselben Arzneimittels eingenommen hatte, erlebte sie im Laufe von fünf Tagen eine rasche Verschlechterung, die sich einer Besserung widersetzte. Das Arzneimittel hatte nur teilweise gewirkt, eine genauere Resonanz war nicht eingetreten. Die Hitzewallungen wurden schlimmer. Sie brach sehr leicht in Tränen aus.

Dann versuchte ich es mit *Sulfur* 200. Wieder gab es viele gute Gründe für diese Verordnung, wie beispielsweise die Hitzewallungen, und das Arzneimittel deckte auch die meisten anderen Symptome ab. *Sulfur* steht auch in dem Ruf, bei komplizierten und übermäßig therapierten Fällen die Ablagerungen früherer Medikamente entfernen zu können und das eigentliche Bild der Pathologie zu bestimmen, das Homöopathen brauchen, um eine genaue Verordnung zu erstellen.

Genau dies passierte. Das Arzneimittel mag vielleicht nichts geheilt haben, aber im Laufe eines Monats nach der Einnahme berichtete mir die Patientin, dass sie keinesfalls eine dominierende Persönlichkeit wäre und infolgedessen auch nie Auseinandersetzungen hätte, da sie sich bei jedem Konflikt immer fügen würde; dass sie äußerst vorsichtig wäre; dass sie sich in warmen Räumen unbehaglich fühlte, auch wenn sie sehr empfindlich gegenüber Kälte war; dass sie immer eine natürliche Neigung gehabt hätte abzunehmen; dass sie nie geschwitzt hätte, aber jetzt sehr viel schwitzte, unter den Armen und auf der Stirn. Kurz gesagt, plötzlich beschrieb sie sich mit ganz anderen Worten als vor einem Jahr, als sie mich zuerst aufgesucht hatte. Dank *Sulfur* war es diesmal das echte Bild der Person, das ich sah – ein Bild der ursprünglichen Person, nicht unterdrückt oder verändert durch den langjährigen Gebrauch von Medikamenten. Ihre Selbstdarstellung ergab sofort ein logisches Ganzes: das Bild des Heilmittels *Silicea*.

Nach einer Tablette *Silicea* C30 änderte sich alles nach Herings Gesetzen. Am allerersten Tag hatte sie starke Kopfschmerzen und einen steifen Nacken bis zum Rücken herunter. Die homöopathische Erstverschlimmerung hatte eingesetzt. Bald begann sie ohne die Hilfe eines Schlafmittels zu schlafen – zum ersten Mal seit Jahren. Sie litt noch an Kopfschmerzen, aber in immer längeren Abständen und nicht mit derselben Intensität. Die Neigung, in Tränen auszubrechen, verschwand gleich am Anfang. Die alten Blasenprobleme tauchten wieder auf und waren fast ebenso schnell verschwunden. Sowohl bei der Arbeit als auch zu Hause konnte sie ihre normalen Pflichten erfüllen. Nach drei Monaten hatte sie keinerlei Beschwerden mehr und nahm auch keine Tabletten mehr. Nach ein paar Monaten in voller Gesundheit wurde ihr Schlaf wieder schlechter, und sie nahm *Silicea* 200. Sie erklärte, über ungebrochene Energie zu verfügen. Auch die Verstopfung, an der sie ihr ganzes Leben gelitten hatte, war vergangen. Sie hörte auf, übermäßig zu schwitzen. Sie legte einige Prüfungen bei der Arbeit ab und war zum ersten Mal in ihrem Leben ruhig vor der Prüfung. Sie hatte sich ein ganzes Jahr lang keine Grippe zugezogen, die sie früher zweimal pro Jahr zu bekommen pflegte. Sie war ein völlig neuer Mensch geworden.

Nach einem halben Jahr ohne irgendwelche Beschwerden begann sie erneut an leichten Kopfschmerzen und Schlaflosigkeit zu leiden. Sie bekam *Silicea* 1M verordnet und war ein weiteres halbes Jahr lang wieder völlig gesund. Dann, vor weiteren Prüfungen, litt sie erneut an leichten Kopfschmerzen und zeitweilig auftretender Schlaflosigkeit. Ich gab ihr *Silicea* 10M. Alles normalisierte sich wieder, wenn auch nur für drei Monate, ehe die Kopfschmerzen erneut intermittierend zurückkehrten. Alle zwei Wochen musste sie Schmerzmittel nehmen, und auch die Schlafstörungen waren wieder aufgetaucht; sie wachte in der Regel um drei Uhr morgens auf und konnte nicht wieder einschlafen. Von einer katastrophalen Situation zu einer vollständigen und lange anhaltenden Heilung – doch nur vorübergehend!

Die Charakteristik ihrer Frequenz hatte sich verändert, und das Arzneimittel, obwohl ursprünglich genau passend, stimmte nicht mehr mit ihrem Fall überein: ein durchaus übliches Vorkommnis, selbst im Verlaufe einer fehlerfreien homöopathischen Therapie. Die Resonanz war verloren gegangen. Daher entließ ich sie mit der speziellen Glasphiole und Anleitungen, wie sie eine hochverdünnte Fluxdilution in einer Potenz von C80 herstellen konnte.

Anderthalb Monate nach Anwendung der Fluxdilution berichtete sie Folgendes: Ihr Schlaf hatte sich rasch verbessert und sie schlief nun einwandfrei. Ihr Kopf hatte sich im Laufe der letzten zwei Wochen gebessert und tat ihr nur weh, wenn sie bei der Arbeit Alkohol trank (sie hatte schon immer sehr empfindlich auf Alkohol reagiert). Die Entwicklung verlief vom Zentrum nach außen – eine modellhafte Reaktion. Schade war nur, dass wir nicht schon zwei Jahre früher mehr über Autopathie gewusst hatten.

Ein halbes Jahr zuvor hatte auch ihr Mann mich aufgesucht. Er war Musiker und hatte eine Reihe von kleineren Problemen, die alle nach der Einnahme von *Carcinosin* verschwanden. Es war kein Zufall, dass ich *Carcinosin* auch für seine Frau in Betracht gezogen hatte. Ich habe festgestellt, dass es im Falle von Ehepaaren (und Lebensgefährten) bei homöopathischen Analysen häufig vorkommt, auf gleiche Wesenszüge und gleiche mögliche Heilmittel zu stoßen. Kurz gesagt, sie sind sich in vielen Dingen ähnlich. Die Liebe selbst ist nichts anderes als eine wechselseitige Resonanz auf einer höheren Frequenzstufe. Wenn es zu keiner Resonanz kommt oder diese schwächer wird, werden sie einander gleichgültig sein. Wenn dies das Hauptkriterium für Liebe ist, dann ist die Wahl eines Partners nur das Ergebnis aus der Resonanz mit jemandem, der mir innerlich genügend ähnlich ist. Wenn auch niemals ganz und gar gleich – wir suchen auch Eigenschaften in unserem Partner, die uns selbst fehlen. Liebe auf den ersten Blick ist ein typisches Beispiel für unmittelbare Resonanz.

Im Allgemeinen wünschen wir uns einen Partner, der sich auf einer höheren Frequenzstufe als wir selbst befindet. Nur auf diese Art und Weise kann er uns positiv beeinflussen und uns nicht nach unten ziehen. Sobald *Silicea* es meiner Patientin ermöglicht hatte, ihre höhere Frequenzstufe zu erreichen, verhalf sie ihrem Partner zu demselben Weg und brachte ihn zu mir und zu seinem Konstitutionsmittel.

Der obige Fall soll aufzeigen – und das ist typisch für die Homöopathie –, wie lange die Suche nach dem passenden *Simile* durch eine Menge an anderen, manchmal partiell wirksamen Arzneimitteln sein kann. Bei ernsten gesundheitlichen Zuständen, so wie bei diesem, muss unbedingt ein Arzneimittel gefunden werden, das in voller Resonanz mit der Gesamtkonstitution ist, also ein *Simile,* wenn der Patient tatsächlich wieder ganz gesund werden soll. Wenn sich dies als unmöglich erweist (und dies passiert manchmal trotz der besten Bemühungen und Fähigkeiten), dann wird die volle Gesundheit nicht wiederhergestellt, und das Beste, worauf man hoffen kann, ist eine Linderung der Erkrankung, was ebenfalls äußerst willkommen ist.

Damit dies geschieht, muss ein Arzneimittel jedoch immer noch mit großer Sorgfalt verordnet werden, das heißt, mit einer tief gehenden Kenntnis der Therapie und professionellen Werkzeugen wie dem großen (mehr als 1000-seitigen) *Repertorium* oder einem entsprechenden Computerprogramm und der *Materia Medica* (ein guter Homöopath besitzt immer mehrere Versionen von *Repertorium* und *Materia Medica*, damit er Daten ergänzen und miteinander vergleichen kann). Ungenaue oder aufs Geratewohl erstellte Verordnungen führen in der Regel nicht zu einer Resonanz oder diese ist kaum erkennbar. Vor allem aber, wenn eine Resonanz vorhanden ist, zum Beispiel während der Arzneimittelprüfungen, ist diese nur vorübergehend. Schließlich hat dieser Fall auch gezeigt, dass die Wirkung eines homöopathischen Arzneimittels, wie genau die Verordnung auch gewesen sein mag, mit der Zeit abklingen kann, und dass es notwendig ist, dann weiterzugehen.

Der abschließende homöopathische Fall, den ich hier beschrieben möchte, betrifft Karel, einen 40-jährigen Mann, Vater von zwei Kindern und Firmenmanager. Er kam vor sechs Jahren zu mir und klagte über Schmerzen in den Stirnbeinhöhlen, Kopfweh, starke Blähungen nach dem Essen, chronische Halsentzündung und Rückenschmerzen. Oft wachte er in der Nacht nach schrecklichen Träumen auf und wurde im Laufe der Zeit zunehmend von Angstgefühlen befallen. Diese lähmten ihn vor einer Reihe von Tagesereignissen, insbesondere Prüfungen und Auftritten in der Öffentlichkeit, die in seiner Arbeit unumgänglich waren. Seit Jahren hatte er an all diesen Problemen gelitten. Die übliche Behandlung hatte nicht viel gebracht, und deshalb hatte er einen Arzt aufgesucht, der ihm verschiedene homöopathische Arzneimittel gleichzeitig gab, jedoch ohne eine ausführliche homöopathische Analyse. Auch dies hatte keine Wirkung gehabt, und so hatte er den Weg zu mir gefunden.

Bestimmte hervorstechende Merkmale waren ein deutlicher Hinweis auf *Lycopodium*: Manager-Typ, Verschlechterung aller Beschwerden nachmittags zwischen 17 und 20 Uhr, Probleme überwiegend auf der rechten Körperseite, Angst vor Auftritten in der Öffentlichkeit und vor Prüfungen. Ich empfahl *Lycopodium* C1000 in einer Einzeldosis. Kurz nach der Einnahme hörten seine Schmerzen im Kopf, in den Stirnbeinhöhlen und im

Hals vollkommen auf. Im Verlaufe des ersten Jahres besserten sich seine Angstgefühle erheblich und die Albträume verschwanden. Die Zufriedenheit mit der Behandlung hielt zwei Jahre an; *Lycopodium* C1000 wurde nur noch ein weiteres Mal verordnet. Bestimmte alte Beschwerden tauchten manchmal für einige Stunden oder Tage auf: stechende Magenschmerzen, ein Ekzemausschlag, der ein paar Tage anhielt und demjenigen glich, den er in der Pubertät gehabt hatte. Wegen seiner anhaltenden Angst vor Auftritten in der Öffentlichkeit nahm er nach zwei Jahren eine höhere Potenz von *Lycopodium* ein. Diesmal war es *Lycopodium* 10M, also eine zehntausendfache Verdünnung. Drei Jahre nach dem Beginn der Behandlung hatte er nur einen kurzen Anfall von Grippe gehabt, und medizinische Tests, die von seinem Bruder, einem Arzt, durchgeführt wurden, zeigten, dass alle Blut-, Urin- und anderen Werte völlig normal waren, was vorher nicht der Fall gewesen war. Ein Jahr später begannen seine Befürchtungen und Ängste sich jedoch wieder zu zeigen, wofür es keine Erklärung gab; sie ließen ihn nachts aufwachen, sein Schlaf verschlechterte sich und er bekam Depressionen. Er fror auch häufig und bekam Schüttelfrost, seine Nase war ständig verstopft. Wieder versuchte er es mit *Lycopodium* 10M, diesmal jedoch ohne Erfolg.

Carcinosin war ein weiteres Arzneimittel, das homöopathisch mit dem Bild des Patienten übereinstimmte. Er nahm es in der Potenz 1M, und die Schlaflosigkeit, die eine schwächende Wirkung auf ihn gehabt hatte, verschwand sofort. Zwei Monate später kam sie jedoch zurück, und wieder konnte er sich nicht mehr auf seinen Schlaf verlassen. Andere Symptome, vor allem die Depression, besserten sich eine Zeit lang, gingen aber nicht vollständig weg. Nach sechs Monaten war er wieder in den früheren Zustand der Depression zurückgefallen. Er nahm *Carcinosin* 50M, berichtete jedoch nach drei Monaten, dass es keine Veränderung gegeben hätte: Er schlief verhältnismäßig gut, wachte aber schweißgebadet und mit einem vor Angst verkrampften Magen auf – eine Empfindung, die fast den ganzen Tag über anhielt. Er klagte darüber, dies wäre unerträglich.

Aus homöopathischer Sichtweise war diese Situation ganz normal: Die Wirkung des einen Arzneimittels hatte aufgehört, die Wirkung des zweiten war etwas schwächer und ließ ebenfalls nach. Es war also notwendig, irgendetwas Neues zu finden. Jeder Homöopath befindet sich mit ziemlicher Regelmäßigkeit in derselben Situation. Manchmal funktioniert es, manchmal nicht. Ich gab dem Patienten die spezielle Glasphiole und Anleitungen, eine Fluxdilution herzustellen und seinen eigenen Speichel in 15 Liter Wasser aufzulösen, um eine Potenz von C600 zu erhalten, und diese einmal anzuwenden.

Drei Monate später rief er mich an und berichtete Folgendes: Unmittelbar nach der Einnahme der autopathischen Fluxdilution war seine Angst sogar noch schlimmer geworden. Er war in hohem Grade nervös und depressiv. Zum Glück befand er sich zu dieser Zeit mit seiner Familie im Urlaub und die Woche, während der er an diesen Wirkungen litt, ging daher im Großen und Ganzen ohne Probleme vorbei. Im Laufe des nächsten Monats beruhigte sich seine Psyche. Depression und Angst verschwanden. Er wachte nicht mehr schweißgebadet auf und schlief hervorragend. Alle chronischen und immer wieder aufgetretenen körperlichen Beschwerden hörten auf. Einige Tage lang hatte er Grippesymptome und Durchfall. Die potenzierte Substanz aus seinem eigenen Körper hatte eine noch vollkommenere Resonanz hervorgerufen als die Substanz von einer im 19. Jahrhundert lebenden Frau *(Carcinosin)* und die Substanz aus einer Pflanze *(Lycopodium)*. Er war sehr zufrieden und bat mich, auch seiner Frau, die an einigen kleineren Beschwerden litt und bisher sehr gut auf das Arzneimittel *Sepia* angesprochen hatte, Autopathie zu verordnen. Zwei Monate später kam sie zu mir und erzählte mir, dass es ihrem Mann immer noch gut gehe. Ein Jahr nach Anwendung der Fluxdilution suchte er mich noch einmal auf. Zehn Monate lang hatte er keine Beschwerden gehabt, doch dann waren im Laufe der letzten beiden Monate die Gefühle von Erschöpfung wieder aufgetreten. Ich empfahl ihm, eine Fluxdilution in einer Potenz von 1,5M (C1500) herzustellen und dafür wieder die spezielle autopathische „Flux Phiole" zu verwenden. Seit dieser Zeit hat er sich kein einziges Mal mehr mit mir in Verbindung gesetzt, um über irgendein Problem zu klagen.

Wenn ich von dieser Familie spreche, muss ich – um das Familienporträt zu vervollständigen – noch den Sohn erwähnen, der ebenfalls bei mir in Behandlung ist. Vor fünf Jahren brachte ihn sein Vater zu mir, da er ständig an Erkältungen, Husten und Ohrenschmerzen litt. Nachdem ich *Tilia* C30 (Linde) verordnet hatte, verschwanden alle seine Beschwerden, und er erfreut sich nun einer anhaltend guten Gesundheit und Abwehrkraft. Vor kurzem gab ihm sein Vater auf meinen Rat hin *Tilia* C1000. Dies ist einer von mehreren erfolgreichen Fällen, bei denen ich *Tilia* verwendet habe. Es ist recht schwierig, *Tilia* zu diagnostizieren, und Personen, die ganzheitlich und langfristig auf potenziertes *Tilia* ansprechen, sind ziemlich selten. Es handelt sich um ein so genanntes

„kleines Heilmittel", was in der homöopathischen Terminologie so viel wie „selten" bedeutet. Als ich diesen Fall Doktor Shah aus Indien erzählte, der an unserer Homöopathischen Akademie in Prag Vorträge hielt, war er sehr überrascht – besonders dann, als ich ihm den riesigen Baum zeigte, von dem dieses Arzneimittel stammt. Er hatte es nur für eine „kleine" und zarte Blume gehalten.

TEIL II

Autopathie

Die Geschichte

Bei der Entstehung einer neuen Lehre gibt es immer Vorläufer. Sie wird durch die Arbeit vieler Menschen und die Weisheit von Generationen gestaltet. Als Hahnemann die grundlegenden Regeln der Homöopathie aufstellte, schöpfte er viel aus dem klassischen Erbe der griechischen Ärzte und mittelalterlichen Alchemisten sowie aus der umfangreichen Tradition der europäischen Kräuterheilkunde. Auch die Wurzeln der Autopathie reichen weit in die Vergangenheit zurück. Die ganzheitlichen therapeutischen Wirkungen des eigenen Urins für den Menschen waren beispielsweise schon vor langer Zeit in Indien bekannt und fanden im Ayurveda allgemeine Verwendung. Die europäischen Volksheiler empfahlen den eigenen Urin eines Menschen zum Verschließen von Wunden. Die Heilung mittels menschlicher Sekretionen fand jedoch erst dann ihre angemessene und wirksamste Form, als im 19. Jahrhundert einige amerikanische Homöopathen damit anfingen, potenzierte hochverdünnte menschliche Sekretionen nach dem Grundsatz *Aequalia aequalibus curantur*, „Gleiches heilt Gleiches", zu verwenden. Sie bezeichneten dies als *Isopathie* und gingen weit über die durch die allgemeine medizinische Praxis beeinflusste Meinung hinaus, die sich auf die Diagnose und Heilung von lokalisierten Erkrankungen konzentriert. Zum Beispiel bezieht sich Adolf Lippe, der bekannte Homöopath und Verfasser der *Materia Medica*, in einem Artikel in der Zeitschrift *The Homeopathic Physician*[3] auf seinen Kollegen Lux, der erklärt hatte: „In Übereinstimmung mit diesem Prinzip tragen alle ansteckenden Krankheiten in Gestalt ihres infektiösen Erregers ihr Heilmittel in sich." Sie potenzierten die krankhaften Körpersekretionen, beispielsweise im Falle von Epidemien, und verabreichten sie dann Patienten mit derselben Erkrankung. Dieser Vorgang, den sie „Isopathie" nannten, weist offensichtlich eine gewisse Ähnlichkeit mit der Schutzimpfung auf.

Heute wird die Isopathie unter anderem für die Behandlung von Menschen verwendet, deren Gesundheit infolge eines bestimmten Impfstoffes Schaden erlitten hat. Sie erhalten den gleichen Impfstoff, diesmal aber homöopathisch verdünnt. Das potenzierte Gift einer Viper kann isopathisch zur Behandlung eines Vipernbisses verwendet werden. Trotzdem hat dieses Verständnis der Isopathie gewisse Nachteile, denn es ignoriert bestimmte zentrale Aspekte der Homöopathie, vor allem deren ganzheitliches Konzept. Sie richtet sich auch gegen das, was Hahnemann über Homöopathie sagte: dass es sich um eine Behandlung nach dem Grundsatz „Ähnliches heilt Ähnliches" handelt. Isopathie ist daher keine Homöopathie mehr. Die Meinungen darüber gingen jedoch auseinander. In der Zeitschrift *The Medical Advance*[4] schrieb der bekannte homöopathische Arzt J.H. Allen aus Indiana: „Ich will den Beweis antreten, der, wie ich glaube, die meisten Geister völlig überzeugen wird, dass die so genannte Isopathie nichts anderes als die höchste Entwicklungsstufe der *Similia* im höchsten Sinne ist." Die auf der Grundlage dieser Philosophie hergestellten Arzneimittel waren die so genannten *Nosoden*. Eine dieser Nosoden, die ursprünglich dazu verwendet wurde, um eine angeborene Krebsdisposition zu behandeln und durch Krebs hervorgerufene Schmerzen zu lindern, war *Carcinosin*, das von J.T. Kent hergestellt wurde. Sein ganzheitliches Arzneimittelbild wurde jedoch erst 50 Jahre später entdeckt.

Erst im 20. Jahrhundert finden wir die ersten Beispiele für Homöopathen, die es wagten, ein potenziertes Präparat derselben Person zu verabreichen, der die pathologische Substanz entnommen wurde. Der klassische französische Homöopath Julian hat in seinem Buch über die Nosoden[5] einen Bericht darüber hinterlassen. Er schreibt darin, dass er sich im Urlaub befand, als er zur Behandlung eines Mannes mit einem sehr schlimmen Herpes gerufen wurde und, wie er entschuldigend erklärt, sich ohne irgendwelche Heilmittel sah. Der Herpes befand sich auf der linken Gesichtsseite des Patienten. Bläschen und Geschwüre hatten sich bis zur Stirn, über die Wange und Oberlippe ausgebreitet; die Schleimhaut seines linken Nasenlochs und der obere Teil des Gaumens waren ebenso befallen, und er hatte auch ein geschwollenes linkes Augenlid mit Bläschen und einer angeschwollenen Bindehaut. Er hatte eine Temperatur von 38,8°C und einen erhöhten Puls. Er litt an Schlaflosigkeit, Erbrechen und starken Kopfschmerzen. Dr. Julian bereitete aus der Absonderung von einem Geschwür am Gaumen ein isopathisches Mittel zu. Dieses verdünnte er mit Wasser bis zur sechsten Zentesimal-, einer sehr tiefen Potenz und vermischte die letzte Verdünnung mit Weingeist. Dieses Präparat verabreichte er anfangs dann jede halbe Stunde. Zuerst verstärkte sich der Schmerz, nahm am zweiten Tag jedoch deutlich ab; das Erbrechen hörte auf und der Patient konnte wieder richtig schlafen. Während des zweiten Tages hatte sich der Herpes schon um die Hälfte verringert und die Schwellung war verschwunden. Innerhalb von ein paar Tagen war nichts mehr davon übrig geblieben als gesund abfallender Schorf.

Trotzdem sollte ich erwähnen, dass Hinweise auf Isopathie oder auch Auto-Isopathie (Behandlung derselben Person, von der das Material genommen wurde) in der homöopathischen Literatur äußerst selten sind. In meinem Computer habe ich das Programm für homöopathische Nachschlagewerke, das ungefähr hundert Titel von *Materia Medica* und *Repertorium* enthält, manche von ihnen zehn Bände dick, außerdem 10 000 Seiten mit Artikeln aus Fachzeitschriften; wenn ich jedoch die Suchmaschine benutze, um diese und ähnliche Begriffe in der gesamten Menge an Literatur zu finden, tauchen nur ein paar sehr kurze Hinweise auf. Das oben zitierte Beispiel ist der einzige gut beschriebene Fall einer auto-isopathischen Behandlung, den ich in der großen Bibliothek der Nachschlagewerke habe finden können. Und dabei ist es nicht einmal eine ganzheitliche Behandlung gewesen.

Von besonderem Interesse ist die Erwähnung durch den französischen Arzt Bon Hoa in einem Artikel über *Carcinosin* für das *British Homeopathic Journal*. Seine Anmerkung besteht aus einem einzigen Satz, was für dieses Thema ganz typisch ist: „Manche Patienten, die auf *Carcinosin* ansprachen, deren Besserung jedoch nur kurze Zeit anhielt, haben Nutzen aus der Auto-Isopathie gezogen. Ich gebe eine einzige Dosis von *Rachenschleim* in der Potenz 30CH." Wenn wir darüber nachdenken, ist dies ein Satz, der es verdient, zu einem dicken und ansehnlichen Buch erweitert zu werden, das den Kranken große Erleichterung bringen könnte. Er weist darauf hin, dass potenzierter, normaler, nicht-pathologischer Schleim von derselben Person eine ganzheitliche Wirkung auf die Gesundheit der meisten Menschen haben kann, die ihn benutzen. Dies ist jedoch nur ein fragmentarischer Hinweis, und in dem Artikel steht weiter nichts über diese Methode.

Diese und ähnliche Erwähnungen weckten nichtsdestotrotz meine Neugier, und daher begann ich vor einigen Jahren, das Thema genauer zu untersuchen. Beispielsweise fand ich in einem alten Katalog der Londoner *Ainsworth Pharmacy* ein Angebot, aus dem Eigenblut oder anderen Körperflüssigkeiten eines Menschen eine Hochpotenz herzustellen. Als ich anfragte, ob man mir diese Potenzen liefern könnte, wurde mir entgegnet, es sei ihnen untersagt worden, in dieser Richtung weiterzuarbeiten. Eine Erklärung dafür wurde mir nicht gegeben. Vielleicht als Schutz vor der Virusinfektion aus der Verbreitung von AIDS? Die Argumentation von Seiten der Behörden (oder wer auch immer hinter der Anordnung stand) ist jedoch völlig fehlerhaft: Bei der Herstellung einer homöopathischen

Potenz ist es unmöglich, dass auch nur die geringste Spur des Virus in dem Präparat bleibt, selbst wenn die gleichen Geräte für alle Präparate benutzt würden, was in der Homöopathie undenkbar ist und niemals passiert. Ein Angestellter der Apotheke informierte mich jedoch darüber, dass sie diese Präparate hergestellt und langjährige Erfahrung damit hätten, besonders bei Tieren. Für eine derartige Behandlung sei es erforderlich, zu einer sehr hohen Potenz hochzugehen. Wie er mir schrieb. „Je höher, desto besser!" Dass eine solche Behandlung in England regelmäßig bei Tieren praktiziert wird, bezeugt wiederum ein kurzer Hinweis in Dr. MacLeod's *Veterinary Homeopathy*[6].

Das Ergebnis aus meinen Forschungen war die Entdeckung, dass die Auto-Isopathie eine Art „Verbotene Kammer" der Homöopathie ist. Und darauf folgte meine unumstößliche Entscheidung – in dieser Richtung weiterzuarbeiten: Informationen und Erfahrungen zu sammeln; Schritte zu unternehmen, um es möglich zu machen, die eigenen Körperflüssigkeiten eines Menschen zu potenzieren – und dazu gehört gesunder (zumindest relativ gesunder) normaler Speichel, ohne anomale Beimischungen von pathogenen Bakterien oder Viren, der zweifellos „die höchste Entwicklungsstufe" der *Similia* im höchsten Sinne darstellt und detaillierte Informationen über den Zustand des gesamten Organismus in sich trägt. Wie später noch zu zeigen sein wird, ist Speichel tatsächlich dazu imstande, äußerst genau auf die Frequenz des feinstofflichen schöpferischen Zentrums im Menschen eingestimmt zu sein, dessen materielles Produkt er ist. Durch potenzierte homöopathische Verdünnung in reinem Wasser zu einer feinstofflichen Form erhöht, kann er mittels genauer Resonanz den geschwächten feinstofflichen schöpferischen Bereich des Kranken dazu veranlassen, wieder in seiner ursprünglichen Frequenz zu schwingen und eine Rückkehr zur ursprünglichen Ordnung des Organismus, zur Gesundheit herbeizuführen. Hier geht es nicht mehr um die größte und am nächsten kommende *Ähnlichkeit* des heilenden Produktes, sondern ganz direkt um *Gleichheit*: die allernächste Frequenzstruktur, die in der Natur vorkommen kann.

Warum „Autopathie"?

Ich sollte nun endlich erklären, weshalb ich diese Methode „Autopathie" und nicht „Isopathie" oder „Auto-Isopathie" nenne. Dieser Begriff ist keine Erfindung von mir, sondern stammt aus der auf der Webseite der *British Homeopathic Library* veröffentlichten Liste von Fachtermini, wo Autopathie als eines der Stichwörter unter Auto-Isopathie genannt wird. Wie weiter oben ersichtlich, steht das Wort „Isopathie" in enger Verbindung mit der Behandlung von lokalisierten Krankheitserscheinungen. Die Exsudation (Ausschwitzung) einer bestimmten Krankheit heilt ebendiese Krankheit. Historisch gesehen hat Isopathie daher nie für sich beansprucht, eine ganzheitliche Behandlungsform zu sein. Das vorliegende Buch beschäftigt sich jedoch ausschließlich mit einem ganzheitlichen Ansatz, im Geiste von Hahnemanns Satz: „Ich heile nicht die Krankheit, sondern den Menschen." Deshalb habe ich einen Begriff gewählt, der nicht mit dieser pathologischen Betrachtung belastet ist. Er ist vollkommen neu und auch nicht mit Vorurteilen belastet, die manchmal in der Homöopathie als Begleitaspekt der zahlreichen Schulen und Betrachtungsweisen entstanden sind. „Autopathie" sucht kein *Simile*, ein ähnliches Arzneimittel, und verwendet keine homöopathischen Arzneimittel. Sie ist daher kein Zweig der Homöopathie, sondern eine vollkommen selbständige Methode. Sie steht für sich, hat aber philosophische und historische Wurzeln in der Homöopathie ebenso wie in den Lehren von Buddha und Swedenborg, von kabbalistischen Rabbis, von keltischen oder indischen Schamanen und Yogis, in den Glaubensvorstellungen der frühen Christen, der Rosenkreuzer, Sufis und Channelling-Medien, die geistige Kommunikation mit höheren Dimensionen praktizieren, sowie vielen anderen. Ich verstehe sie hauptsächlich als eine spirituelle Disziplin, eine individuelle Reise zur Verbindung mit den höheren Ebenen des Universums. Die Verbesserung der Organisationstätigkeit des individuellen höheren schöpferischen Bereiches führt unumgänglich auch zu einer Verbesserung im gesamten hierarchischen spirituellen System des Menschen, überall im physischen Körper und weiter aufwärts. Ein Mensch, der spirituell heil wird, dehnt seine hohen Schwingungen auf seine gesamte Umgebung aus; in seiner Familie, in seiner Gemeinschaft kann er das Leben von ähnlich eingestimmten Menschen verbessern. Autopathie ist ein Mittel, womit umfassende Harmonie begründet werden kann. Sie ist eine stufenweise Reise zu einem Zustand von höherem Verständnis und Glücklichsein.

Wie man ein autopathisches Mittel erhält

Um Autopathie praktizieren zu können, brauchen wir ein autopathisch zubereitetes Mittel. Sobald wir dieses haben, können wir Versuchsmöglichkeiten, Erfahrung und vor allem Heilung erlangen. Gegenwärtig existieren in Europa jedoch nur wenige Produktionsstätten, die ein autopathisches Präparat aus der eigenen Körperflüssigkeit eines Menschen herstellen können. Die Technologie, um in einer solchen Anlage menschliche Körperflüssigkeiten zu potenzieren, würde ohnehin bestimmte Probleme aufwerfen. Die Flüssigkeit müsste über lange Entfernungen transportiert und mit Alkohol vermischt werden, um zu verhindern, dass sie während der Reise verdirbt als Folge der Wirkung von Bakterien auf ihre Frequenzstruktur, die der Abdruck (Imprint) der Frequenzstruktur des gesamten Organismus ist. Dies hat offensichtlich seinen Preis, wobei die Eigenschaften der Flüssigkeit durch die Beimischung von Alkohol ohnehin verändert werden. Es ist bekannt, dass eine alkoholische Substanz ihr eigenes homöopathisches (Frequenz-) Muster hat, was jeder, der einmal betrunken war, sehr wohl weiß. Dadurch wird eine Mischung von zwei Strukturmustern erschaffen, wobei dennoch der Imprint des Patienten die entscheidende Rolle spielt. Dasselbe könnten wir von der Mischung mit Zucker sagen, einer Laktose, die manchmal anstelle von Alkohol verwendet wird.

In einer Apotheke – oder genauer: in einer pharmazeutischen Produktionsstätte – wird die mit einem Alkohol vermischte Flüssigkeit in Dilutionsapparaten potenziert, die gewöhnlich elektrisch betrieben werden, wenn der Glaskolben verschüttelt wird. Das heißt, dass während der Produktion ein magnetisches Feld erzeugt wird, welches die Schwingungseigenschaften des Präparats ebenfalls beeinflussen kann. Dies kann dazu führen, dass die spätere Dilution nur „ähnlich" oder ein *Simile* ist, das teilweise, aber nicht vollständig in Resonanz, also nicht „gleich" ist. Der pharmazeutische Produktionsprozess macht es gänzlich unmöglich, ein Arzneimittel für akute Erfordernisse rasch und für den unmittelbaren Gebrauch herzustellen, zum Beispiel im Falle einer akuten Erkrankung oder eines plötzlichen Rückfalls, das heißt, wenn eine frühere Dosis plötzlich zu wirken aufhört.

Das bedeutet, dass man gegenwärtig praktisch keine Möglichkeit hat, ein auto(iso)pathisches Präparat anzuwenden oder es zumindest auszuprobieren. Daher war mein erster Gedanke, als ich entdeckte, dass an der Autopathie etwas „dran" war, auf irgendeine Weise Mittel und Wege für die rasche und unkomplizierte Herstellung einer Hochpotenz direkt zu Hause zu organisieren und das Labor ganz zu umgehen. Ich beschäftigte mich zuerst mit der Geschichte der Potenzierung, von der ich bereits einiges wusste. In Julian Winstons hervorragender Geschichte der Homöopathie[7] fand ich eine Fülle an Details zu diesem Thema.

Die meiste Zeit seines Lebens potenzierte Samuel Hahnemann, der Entdecker der Homöopathie, indem er beispielsweise eine Pflanzentinktur in ein Glasfläschchen gab, wobei die Tinktur ein Hundertstel des Fassungsvermögens des Fläschchens ausmachte. Dann fügte er 99 Teile destilliertes Wasser hinzu und verschüttelte dies mit kräftigen Schüttelschlägen auf einer festen, elastischen Unterlage (gewöhnlich ein Buch). Dann übertrug er ein Hundertstel des Inhalts des ersten Fläschchens auf ein neues, sauberes, bisher unbenutztes Fläschchen und goss 99 Teile destilliertes Wasser hinein, bevor er dies wieder verschüttelte. Und so ging es weiter, dreißig oder sogar zweihundert Mal. Auf diese Weise gelangte er zu einer 200. Zentesimal-Verdünnung, der „C200". Diese Methode stellte große Anforderungen an den Glasverbrauch. Hahnemann fand nämlich heraus, dass ein Glasfläschchen, welches vollständig und verlässlich von der potenzierten Flüssigkeit entleert wurde, die Potenz zurückbehielt und sie übertragen konnte. Dies wurde als das „Gedächtnis des Glases" bezeichnet. Es bedeutete, dass kein einziges Glasgefäß dafür benutzt werden konnte, um zwei Arzneimittel herzustellen, da dies zu ihrer „Cross-Contamination", zu ihrer Vermischung und damit der Entwertung des Präparats führen würde. Am Ende seines Lebens begann er die Präparate auf andere Weise herzustellen, was in der sechsten und letzten Ausgabe des *Organon* beschrieben wird:

„… wird ein kleiner Teil der zu dynamisierenden Substanz, etwa ein Gran, zuerst durch dreistündiges Reiben mit dreimal 100 Gran Milchzucker auf die unten angegebene Weise zur millionenfachen Pulver-Verdünnung gebracht. Aus Gründen, die weiter unten in der Anmerkung angegeben sind, wird zuerst ein Gran dieses Pulvers in 500 Tropfen eines, aus 1 Teil Branntwein und 4 Teilen destilliertem Wasser bestehendem Gemisch aufgelöst und hiervon ein einziger Tropfen in ein Fläschchen getan. Hinzu fügt man 100 Tropfen guten Weingeist und gibt dann dem, mit seinem Stöpsel zugepropften Fläschchen 100 starke Schüttelstöße mit der Hand gegen einen harten, aber elastischen Körper geführt. Dies ist die Arznei im ersten Dynamisations-Grad, womit man feine Zucker-streukügelchen erst wohl befeuchtet, dann schnell auf Fließpapier aus-breitet, trocknet und in einem zugestopften Gläschen aufbewahrt, mit dem Zeichen des ersten (I) Potenz-Grades. Hiervon wird nun ein einziges Kügelchen zur weiteren Dynamisierung genommen, in ein zweites, neues Fläschchen getan (mit einem Tropfen Wasser, um es aufzulösen) und dann mit 100 Tropfen guten Weingeist auf gleiche Weise, mittels 100 starker Schüttelstöße dynamisiert. Mit dieser geistigen Arzneiflüssigkeit werden wiederum Streukügelchen benetzt, schnell auf Fließpapier ausgebreitet, getrocknet, in einem verstopften Glas vor Hitze und Tageslicht verwahrt und mit dem Zeichen des zweiten (II) Potenz-Grades versehen. Und so fährt man fort, bis durch gleiche Behandlung ein aufgelöstes Kügelchen XXIX mit 100 Tropfen Weingeist, mittels 100 Schüttelstößen, eine geisti-ge Arzneiflüssigkeit gebildet hat, wodurch damit befeuchtete und getrock-nete Streukügelchen den Dynamisations-Grad 30 (XXX) erhalten."[8]

Auf die eben beschriebene Weise hergestellte Arzneimittel werden heute als LM- oder Q-Potenzen bezeichnet und immer noch verwendet. Es ist trotzdem klar, dass ein solcher Prozess außergewöhnlich anspruchsvoll und kompliziert ist und sich nur für ein Labor eignet.

Später, als eine größere Nachfrage nach Hochpotenzen entstand, wur-de damit begonnen, Arzneimittel auf Potenziermaschinen herzustellen. Der amerikanische Homöopath Dr. Dunham befestigte Glaskolben an einem Dampfhammer, um sicherzustellen, dass sie so kräftig wie möglich geschüttelt wurden. Generell wurde jedoch deutlich, dass die Wirkung eines Arzneimittels zunahm, je mehr es verdünnt wurde – manchmal bis zu tausend und zehntausend Mal und mehr.

In der zweiten Hälfte des 19. Jahrhunderts stellte Dr. Thomas Skin-ner die Theorie auf, dass kräftiges Schütteln ein nicht so wichtiger Teil der Zubereitung sei und dass es im Wesentlichen nur dabei helfe, eine gründliche Durchmischung der Flüssigkeit zu gewährleisten, was auch auf andere Weise ausgeführt werden könne. Skinners Apparatur war das erste „Flux-Gerät" für die Herstellung von homöopathischen Potenzen. Sie wurde in der amerikanischen Apotheke *Boericke & Tafel* hundert Jahre lang bis zum Ende des 20. Jahrhunderts verwendet, als die FDA *(Food and Drug Administration)* eine Untersuchung einleitete und entschied, dass es nicht dem Amerikanischen Arzneibuch entspreche und daher verboten werden sollte. Die Vorschrift bestimmte, dass ein homöopathi-sches Arzneimittel, wie von Hahnemann festgesetzt, durch Verdünnen *und* Schütteln hergestellt wird, doch das Schütteln fehlte. Deshalb dürfen Skinners Potenzen seit 1999 (nachdem sie 130 Jahre in Gebrauch waren) nicht mehr in den USA verkauft werden. Skinners Apparatur bestand aus zwei Glasphiolen, die sich um eine Querachse drehten, wobei sich der Flaschenhals auf- und abwärts bewegte. Diese wurden zuerst mit einer Tinktur der Substanz und danach mit Wasser gefüllt, dann ausgeleert und wieder mit Wasser gefüllt, erneut ausgeleert und wieder aufgefüllt. Die Tropfen, die an den Wänden der Phiolen blieben, stellten ungefähr ein Hundertstel des Fassungsvermögens dar und übertrugen die Potenz auf eine weitere Füllung. Dies war der so genannte *„Flux"* oder ständige Durchfluss des Wassers. Durch sein Gerät erhielt Skinner Verdünnungen, die einer millionenfachen Zentesimal-Verdünnung nach Hahnemann entsprachen. Die meisten homöopathischen Arzneimittel über 1M, C1000, darunter auch diejenigen, die von den berühmtesten und erfolgreichsten amerikanischen, englischen und indischen Homöopathen während des 20. Jahrhunderts verabreicht wurden, sind mit diesem Gerät hergestellt worden. Seine Bedeutung zumindest für Homöopathen und ihre Patienten ist unbestreitbar.

Der New Yorker Arzt Bernhardt Maximilian Fincke (1821-1906) kam etwa zur gleichen Zeit, oder sogar noch etwas früher als Dr. Skinner, auf eine ähnliche Idee. Er erhielt zuerst eine Potenz von C6 oder C30 durch die Verdünnung mit Alkohol; dann leitete er in seinem eigenen Labor Wasser aus der New Yorker Wasserversorgung (!) in den Glaskolben mit der alkoholischen Potenz von C30 und ließ es unterschiedlich lange Zeiten, eine Stunde, einen Tag oder mehrere Tage, durchfließen. Zu jener Zeit enthielt das Wasser aus der öffentlichen Wasserversorgung offensichtlich noch keine chemischen Beimischungen. Auf diese Weise erhielt Dr. Fincke Verdünnungen, die mit Hahnemanns Tausender-Potenz 1M, Zehntausender-Potenz 10M, Fünfzigtausender-Potenz 50M, Hunderttausender-Potenz CM, Millionen-Potenz MM und Milliarden-Potenz MMM vergleichbar waren. J.T. Kent war einer von vielen, die Finckes Arzneimittel verwendeten, und darüber schrieb, dass sie rasch, dauerhaft und tief wirkten. In der Tat war Fincke wegen seiner Arbeit mit der Flux-Herstellung von potenzierten Präparaten so hoch angesehen, dass er 1896 zum Präsidenten der *International Hahnemann Association* gewählt wurde. Im Laufe der Zeit sind seine Leistungen jedoch weitgehend in Vergessenheit geraten, und viele zeitgenössische praktizierende Ärzte kennen nicht einmal seinen Namen mehr. Trotzdem wird Finckes Methode des

„continuous flux", der so genannten *Fluxionspotenzierung*, manchmal auch heute noch für die Herstellung von Arzneimitteln benutzt, darunter auch in den Laboratorien von bekannten Herstellern.

Die Homöopathie kennt noch eine andere Methode, die *Korsakoff-Dilution*, die seit mehr als 150 Jahren angewendet wird und starke Ähnlichkeit mit Skinners Apparatur aufweist. Ein Hundertstel der Tinktur von der Substanz, die potenziert werden soll (das ist 1 Tropfen), wird in einen Glaskolben hineingegeben. Dann wird das verdünnende Agens, Wasser oder Alkohol, hineingegossen. Nachdem der Glaskolben gefüllt ist, wird der gesamte Inhalt ausgeleert. Manchmal wird der Glaskolben geschüttelt, manchmal nicht. Die Wirkung ist dieselbe. Dann wird der Glaskolben erneut gefüllt, geleert und wieder mit dem verdünnenden Agens gefüllt, geleert und so weiter. Die Tropfen an den Wänden des Glaskolbens übertragen die Information von einer Nachfüllung auf die nächste. Diese Art von Verdünnung wird als vergleichbar mit Hahnemanns Zentesimal-Verdünnung angesehen. In Produktionsanlagen wird manchmal elektrischer Strom verwendet, um die Glaskolben zu schütteln, zu füllen und zu entleeren. Dreißig Nachfüllungen bedeuten eine Potenz von C30.

Die Erfahrung vieler Generationen von Homöopathen in Verbindung mit meiner eigenen 20-jährigen Praxis haben mich erkennen lassen, dass die beiden letztgenannten Verfahren für die zuverlässige häusliche Herstellung von autopathischen Heilmitteln am besten geeignet sind. Auf die praktische Zubereitung einer solchen *Fluxdilution* werde ich später noch genauer eingehen.

Körperflüssigkeiten

Jede unserer Körperflüssigkeiten weist eine Frequenzstruktur auf, die mit der Frequenzstruktur unseres Organismus als Ganzes und mit der Frequenzstruktur unseres feinstofflichen schöpferischen Systems, das viele Oktaven höher liegt, identisch ist. Wie wir bereits festgestellt haben, organisiert dieses feinstoffliche System unaufhörlich alle Abläufe in unserem materiellen Körper. Wenn seine schöpferische Frequenz geschwächt wird oder sich in eine tiefere Frequenz verändert, werden wir krank. Wenn unser höherer schöpferischer Bereich aufgrund von Resonanz mit einer potenzierten Körperflüssigkeit aus unserem eigenen Körper schwingt, dann wird die ursprüngliche Struktur des Organismus zurückkehren, die ursprüngliche Gesundheit, der wir uns erfreuten, bevor wir krank wurden.

Die Autopathie vertraut darauf, die – zumindest relativ – gesündeste Körperflüssigkeit zu verwenden, um eine potenzierte Zubereitung herzustellen. Eine solche Flüssigkeit ist der verlässlichste Träger der Frequenzstruktur des gesamten Organismus. Eine infizierte Flüssigkeit voller Bakterien (wie Eiter usw.) wird dem Zustand des feinstofflichen Bereichs nicht richtig entsprechen, da sie eine große Menge an anderen Organismen enthält. Diese Betrachtungsweise unterscheidet die Autopathie von der Isopathie, die häufig pathologisch veränderte Ausschwitzungen, Sekretionen oder schwer erkrankte Gewebe zur Herstellung von Potenzen verwendet.

In der Vergangenheit wurde die Isopathie auch mit einem auf Symptomen basierenden Ansatz in Zusammenhang gebracht – so wurde sie häufig als eine Behandlung für spezielle Erkrankungen oder Beschwerden erwähnt. Andererseits ist die Autopathie unbestreitbar eine ganzheitliche Therapie. Jeder Teil des Körpers und jede Körperflüssigkeit trägt die vollständige Information über das Ganze oder auch über die individuelle Frequenzstruktur der höheren Organisationssphäre des Menschen in sich. Je weniger die Körperflüssigkeit direkt von der Erkrankung oder anderen Beschwerden beeinträchtigt ist, desto besser wird sie Informationen über den gesamten Zustand des Organismus mit sich führen, darunter auch über die relevanten Krankheitssymptome oder Beschwerden, und desto getreuer behält sie auch die wesentliche Frequenzstruktur. Als Beispiel: Jemand leidet an einer Blasenentzündung mit einem hohen Vorkommen von Bakterien im Urin. Eine isopathische Herangehensweise würde gewiss in Erwägung ziehen, den infizierten Urin zu potenzieren. In der Autopathie würden wir jedoch mit Sicherheit die Verwendung von Speichel bevorzugen, der im Unterschied zum Urin keinen anomalen bakteriellen Gehalt haben wird. Dieser wird den Organismus besser wieder auf die Gesundheit zurück einstimmen und die entzündete Blase heilen.

Zu Zwecken der Potenzierung ist es grundsätzlich möglich, jede frische, relativ gesunde Körperflüssigkeit als Anfangssubstanz zu verwenden. Jede Flüssigkeit, die aus dem Körper eines Menschen stammt, enthält Informationen über die Frequenz des gesamten Organismus – dies jedoch nicht immer im gleichen Ausmaß.

In der Vergangenheit hatte die auto-isopathische Behandlung von chronischen und akuten Erkrankungen positive Ergebnisse mit Präparaten aus Eigenblut zu verzeichnen, und zwar sowohl bei Tieren als auch bei Menschen. Aus Gründen der Hygiene wird Blut heute jedoch von den Behörden genau überprüft, und alle Verfahren damit unterliegen strengen Vorschriften. Auch aus dem Blickwinkel seiner Funktion ist es nicht ideal:

• Damit man Blut erhält, ist es notwendig, die Haut zu durchstoßen. Das ist schmerzhaft, und in manchen Fällen kann sich die Haut infizieren. Noch wichtiger ist jedoch, dass der Vorgang der Blutentnahme ein Trauma hervorruft, dessen Schwingungen den gesamten Organismus beeinflussen und Spuren in der Schwingungsstruktur des Blutes zurücklassen. Durch das akute Trauma wird die Information an den Organismus geringfügig verändert. Stattdessen möchten wir, wenn möglich, ein unverändertes, aktuell gültiges Frequenzbild der betreffenden Person erhalten.

• Unmittelbar nachdem das Blut das Gefäßsystem verlässt, verändert es sich, es gerinnt. Das Blut auf der Hautoberfläche oder in der Injektionsnadel ist nicht dasselbe wie das Blut, welches im Körper zirkuliert.

• Das Blut kann verändert werden, wenn die Haut desinfiziert wird, bevor sie durchstochen wird, beispielsweise bei Verwendung von Jodtinktur, von der Spuren ins Blut gelangen können. Trotzdem erzählte mir eine Frau, die an Vorträgen der Homöopathischen Akademie in Prag teilnahm, dass sich das chronische Ekzem ihrer Tochter merklich gebessert hätte, nachdem sie dieser wiederholte Dosen von Eigenblut in der tiefen Potenz von C6 gegeben hatte.

Urin verlässt den Körper auf ganz natürliche Weise und weist, wie alle anderen Körperflüssigkeiten, die Frequenzstruktur des gesamten Organismus auf. Da er im unteren Teil des Körpers erzeugt wird und Abfallstoffe ausscheidet, liegt sein Frequenzcharakter näher bei den niederen Chakras. Wir haben bereits die lange Tradition der Verwendung des eigenen Urins einer Person bei der Behandlung von chronischen Erkrankungen erwähnt. Viele Bücher sind über die Urintherapie veröffentlicht worden. Der tägliche Gebrauch Ihres eigenen Urins wird allgemein empfohlen, wobei zu den Wirkungen die Heilung schwerer Erkrankungen, die Verlängerung des Lebens und die Stärkung des Immunsystems gehören.

In der Tat ist auch meine erste und erfolgreiche Erfahrung mit der Autopathie auf das Potenzieren und Verwenden von Urin zurückzuführen.

Es gibt auch noch weitere Körperflüssigkeiten – reiner Schleim aus der Nasen- und Kehlkopfhöhle, Muttermilch, Sperma, Schweiß und Tränen. Alle tragen die Frequenzinformation des gesamten Organismus in sich und sind daher in der Lage, nach homöopathischer Verdünnung den Menschen, von dem sie stammen, ganzheitlich zu behandeln – ungeachtet der Lokalisierung oder des Charakters seiner Probleme. In seinem Vortrag über Darmnosoden, den er im Mai 2002 an der Homöopathischen Akademie in Prag hielt, bezog sich Dr. Russell Malcolm von der *London Faculty of Homeopathy* auf englische Ärzte, die ihren Patienten ihren eigenen, unendlich hoch verdünnten Stuhl verordnen.

Speichel kommt aus Bereichen, die den wichtigsten Chakras am nächsten sind und die schöpferische Frequenz von den höheren Ebenen auf unseren Geist und unseren physischen Organismus übertragen. Ihre Struktur spiegelt genau jedes Vorkommnis im Organismus sowie auch auf den höheren Frequenzstufen (Hahnemanns *Dynamis,* Kents „Innerer Mensch") wider, die für die Existenz des Organismus – in welchem Zustand er sich auch befindet – lebensnotwendig sind. Ein Irrtum auf den höheren hierarchischen Frequenzstufen ruft Krankheit im physischen Organismus hervor – und deshalb muss diese genau hier, am Punkt ihrer Entstehung, geheilt werden. Das Heilmittel muss eine hochpotenzierte Substanz mit der größten Resonanz sein. Als ich von Präparaten auf der Basis von Urin zu solchen aus Speichel hergestellten weiterging, stellte ich eine tiefer gehende Reaktion und eine eindrucksvollere ganzheitliche therapeutische Wirkung fest. Im Augenblick befürworte ich nachdrücklich die Verwendung des eigenen Speichels einer Person.

Die Methode

Eine autopathische Fluxdilution wirkt im Wesentlichen auf die gleiche Art und Weise wie ein genau ausgewähltes homöopathisches Konstitutionsmittel, das nach einer Verbindung aus vielen Symptomen des Patienten verordnet wird. Folglich hält sich auch die Autopathie an die große Mehrzahl von Regeln und Prinzipien, die von S. Hahnemann, J.T. Kent, C. Hering, Elisabeth Hubbard-Wright, G. Vithoulkas und anderen bekannten Homöopathen aufgestellt worden sind.

Eine Einzeldosis

In der Regel empfehle ich, dass alle Potenzen, Dilutionen in C20 und höher, nur einmal genommen werden sollen. Diese sollten unmittelbar im Anschluss an ihre Herstellung verabreicht werden. Ein paar Tropfen sind ausreichend. Wir müssen jedoch sicher sein, dass diese wirklich auf die Mundschleimhaut fallen. Wie lange eine Einzeldosis auf den Organismus wirken wird, hängt hauptsächlich von der Höhe der Potenz (der Menge an für die Dilution benutztem Wasser) und dem individuellen Zustand des Organismus ab. Je höher die Potenz ist, desto länger wird sie wirken. Wenn im Falle einer chronischen Krankheit eine C40 verwendet wird, bedeutet dies im Allgemeinen, dass der Patient während eines Zeitraums von zumindest drei Monaten, obwohl manchmal auch viele Monate länger, unter dem positiven harmonisierenden Einfluss der Dilution bleibt. Bei sehr alten Menschen wird eine tiefe, mit einer kleinen Menge an Wasser verdünnte Potenz (ein halber Liter oder 20 Korsakoff-Dilutionen) lange wirken. Um den Zeitpunkt zu bestimmen, an dem die Wirkung schwächer zu werden beginnt oder verschwindet, halten wir uns an Herings Gesetze, die bei der homöopathischen Behandlung seit mehr als hundert Jahren angewendet werden. Dies ermöglicht es uns, die bislang erreichten Erfolge der Behandlung beizubehalten oder, wo dies notwendig ist, sie in ein anderes Stadium zu versetzen.

Die Therapiegesetze

Ich habe diese bereits erwähnt, doch in Anbetracht ihrer Bedeutung und der Tatsache, dass sie für die meisten Menschen einen seltenen Einblick in Gesundheit und Krankheit geben, ist es lohnenswert, sich noch etwas eingehender mit ihnen zu beschäftigen.

An erster Stelle soll der höhere schöpferische Bereich des Patienten durch das autopathische Mittel beeinflusst werden. Von hier aus breitet sich die therapeutische Welle durch den Geist und die Emotionen bis zu den physischen Organen aus, also hierarchisch, vom Herzen im Zentrum durch die inneren Organe zur Haut und der Schleimhaut der Nase. Die therapeutische Welle bewegt sich damit *vom Zentrum nach außen* – was *Herings erstem Gesetz* entspricht.

Der therapeutische Energiestrom ist dem natürlichen Prozess der abnehmenden Gesundheit entgegengesetzt, wie wir ihn gewöhnlich im Verlaufe unseres Lebens erfahren. Die typische Verschlechterung der Gesundheit beginnt in der Kindheit mit Erkältungen, dann mit Husten, gefolgt von Entzündungen der Bronchien, in der Adoleszenz Asthma, und später kommt vielleicht noch Depression hinzu. Die Pathologie schreitet allmählich von der Peripherie (zum Beispiel von der Nasenschleimhaut) zum inneren Bereich weiter (akute Entzündung der Bronchien), bevor sie sich in einem chronischen und oft lebensbedrohlichen Zustand festsetzt (Bronchialasthma), der durch Herzprobleme verschlimmert wird und letztlich auch einen noch weiter innen liegenden Bereich beeinträchtigt – die Psyche (Depression). Bei einigen Menschen kann dieser Prozess sehr rasch stattfinden oder sogar in einem vorgeburtlichen Stadium auftreten. Sobald es zu einer therapeutischen Resonanz kommt, kann der laut Herings Gesetz beschriebene Prozess *vom Zentrum nach außen* beginnen. Die Psyche ist der erste Bereich, der durch die Linderung der Depression geheilt werden muss. Erst danach kann der Heilungsprozess der Herzbeschwerden und danach des Asthmas beginnen. Die Heilung des Asthmas kann von einer vorübergehenden Entzündung der Bronchien begleitet sein, und die Therapie endet mit Erkältungen, die früher dem Ausbruch von ernsteren Krankheitserscheinungen vorausgegangen waren. Wir werden dies besser verstehen, wenn wir uns die bereits beschriebene „Treppe der Gesundheit" (siehe Seite 45) vorstellen.

Nach Einnahme einer autopathischen Dilution wird der Patient nach und nach durch frühere Frequenzzustände gehen, und durch diese wird der Organismus zur ursprünglichen Gesundheit zurückkehren, die am Anfang vorhanden war – oder vielleicht noch weiter zur Frequenz der ursprünglichen Gesundheit des „Inneren Menschen", dem Archetyp der Frequenz, der sehr hoch in der schöpferischen Sphäre lokalisiert ist. Die Rückkehr zu Gesundheit folgt dem gleichen Weg wie der Niedergang zu Krankheit, nur dass die Bewegung in der entgegengesetzten Richtung verläuft. Auf diese Weise können Beschwerden auftreten, die in der Vergangenheit existierten, aber nicht mehr vorhanden sind (Entzündung der Bronchien). Diese – ich nenne sie *Umkehrsymptome* – werden relativ rasch vorbeigehen. In seinen *Prinzipien der Homöopathie* bezog Kent sich wie folgt auf diese Symptome: „Nur ein Narr würde das Wiederauftauchen von alten Symptomen bedauern, da sie der einzige Weg zur Gesundung sind." Tatsächlich tauchen keineswegs sämtliche früheren Beschwerden während des Einstimmungsprozesses wieder auf. Einige erscheinen fast unbemerkt, lediglich als flüchtiger Eindruck, vielleicht nur für eine Stunde oder einen Tag, eine rasch vorübergehende Sinneswahrnehmung. Manche von ihnen können jedoch deutlicher ausgeprägt sein. Diese ziehen sich bald mit der fortlaufenden Einstimmung des Organismus auf seinen ursprünglichen Zustand zurück. Monate und später sogar Jahre können zwischen ihrem Auftreten vergehen. Sie können nach eigener Beurteilung und ihrer Entwicklung konventionell oder anderweitig behandelt werden. Die konventionelle symptomatische Behandlung hat im Allgemeinen keine große Wirkung auf eine langfristige ganzheitliche Entwicklung. Ein alter Schmerz im Handgelenk oder ein Fieber kann sich wieder einstellen, gewöhnlich für ein oder zwei Tage, Grippesymptome, eine Magenverstimmung usw. Wenn zum Beispiel jemand dreimal pro Jahr an wiederholten Halsentzündungen gelitten hat, wird nach Einnahme der autopathischen Dilution die Halsentzündung als Umkehrsymptom nur noch einmal in leichterer Form auftreten und im Allgemeinen auch rasch vorbeigehen.

Es tritt jedoch immer der Fall ein, dass sich der Organismus unmittelbar nach Einnahme der autopathischen Dilution zu erholen beginnt, da die Frequenz des schöpferischen Bereichs zunimmt. Als Beispiel: Die ersten Symptome, die verschwinden, sind Depression und Angst, die am tiefsten lokalisierten Probleme; sie werden gefolgt von einer Besserung der Herzbeschwerden und anschließend der Atemprobleme in Verbindung mit dem Bronchialasthma. Dann taucht ein tief sitzender Husten auf, geht wieder vorbei und weicht vielleicht einer Erkältung. Während dieses ganzen Zeitraums wird die Gesundheit der betreffenden Person wiederhergestellt, und ein Lebensgefühl des Wohlbefindens nimmt zu. Durch *Herings zweites Gesetz* wird dieser Vorgang sehr genau veranschaulicht: *Symptome werden in der umgekehrten Reihenfolge geheilt, wie sie aufgetreten sind.*

Wir wissen, dass Gefühle, ähnlich wie physische Beschwerden, während des Tages abhängig von der äußeren Umgebung und inneren Geschehnissen ständig schwanken. Im Laufe der Therapie sind diese Schwankungen aufwärts, zu einem größeren Gefühl des Wohlbefindens hin gerichtet. Oder, wenn ein Resonanzmittel mit dem feinstofflichen Zentrum fehlt, abwärts, zu immer ernsteren Problemen, einer tieferen Pathologie und größerem Leiden.

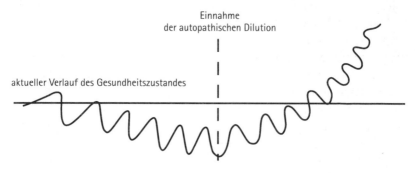

Einnahme
der autopathischen Dilution

aktueller Verlauf des Gesundheitszustandes

Schwankungen in der Gesundheit vor und nach Einnahme der autopathischen Dilution. Der Gesundheitszustand verschlechtert sich. Nach Einnahme der Dilution verbessert er sich allmählich.

Schließlich *Herings drittes Gesetz: Die überall im Körper verstreuten Symptome werden von oben nach unten geheilt.* Dieser Prozess ist besonders offenkundig bei Hautproblemen oder beispielsweise auch im Falle von Gelenkschmerzen. Dies rührt zweifellos wieder von dem Heilungsprozess aus dem Zentrum her; als Erstes müssen Probleme am Kopf, dem Zentrum, geheilt werden und dann im Körper weiter nach unten. Im Falle von Ekzemen ist es üblich, dass die Beschwerden zuerst aus dem Haar- und Gesichtsbereich verschwinden, bevor sie sich auch von den unteren Körperteilen zurückziehen. Wenn eine Patientin daher mit einem Ekzem zu uns kommt und darüber klagt, dass, obwohl das Ekzem aus ihrem Gesicht verschwunden sei, es sich an ihren Beinen verschlimmert habe, dann können wir sicher sein, dass sich die Dinge richtig entwickeln. Die Therapie wirkt weiter, und ebenso wie das Ekzem aus dem Gesicht verschwunden ist, so wird es mit der Zeit auch von ihren Beinen verschwinden, ohne dass wir eingreifen müssen. Dies können wir der Patientin erklären und ihr diese Zusicherung geben.

Nachkontrollen während der Behandlung ermöglichen es uns, die Entwicklung des Falles mit Herings Gesetzen zu vergleichen und auf diese Weise einen möglichen Rückfall (ein Wiederauftreten von Symptomen, die bereits geheilt waren) rechtzeitig zu erkennen. Im Laufe der Zeit wird die Wirkung der anfänglichen autopathischen Fluxdilution vielleicht nachlassen und verschwinden, und der Organismus kehrt langsam zu seiner ursprünglichen Pathologie, zu seinem Zustand vor der Behandlung zurück. Es ist wichtig, dies sobald wie möglich festzustellen, um zu verhindern, dass alle zuvor geheilten Beschwerden wieder auftauchen, und um eine neue Fluxdilution, gewöhnlich in einer höheren Potenz, zu verabreichen, die sicherstellen wird, dass der Genesungsprozess weitergeht und die Verschlimmerung sofort zum Stillstand bringt.

Zusätzlich zur Überwachung des Falles nach Herings Gesetzen ist es auch unbedingt erforderlich, die so genannte *homöopathische, in unserem Falle autopathische Erstverschlimmerung* unterscheiden zu können. Diese kann, muss aber nicht unbedingt, in den ersten paar Stunden, Tagen oder manchmal auch Wochen nach Einnahme des anfänglichen potenzierten Resonanzmittels auftreten. Manche Beschwerden können sich vorübergehend leicht verschlimmern, nachdem die Dilution verabreicht worden ist. In dieser Hinsicht spricht die Homöopathie von „innerer therapeutischer Intelligenz". In der Autopathie kann, wie in der Homöopathie, die Verschlimmerung nach der Anfangsdosis als ein positives Zeichen betrachtet werden, welches darauf hindeutet, dass eine Resonanz eingetreten ist. Die Verschlimmerung kann ein Vorzeichen und eine Garantie für künftige Besserung und das Verschwinden der Beschwerden sein. Gewöhnlich verläuft sie leicht und kurz und ist in der Tat bei der Mehrzahl der Fälle kaum feststellbar. Weil die potenzierte Dilution hierarchisch wirkt, ist außerdem unser inneres feinstoffliches (spirituelles) System bereits gesünder, was bedeutet, dass wir uns selbst im Falle einer Verschlimmerung innerlich besser fühlen. Trotzdem sollten wir immer genau auf die Möglichkeit achten, dass eine Verschlimmerung eintritt.

Wenn ein außergewöhnlicher Fall von Verschlimmerung als etwas Ernsteres empfunden wird oder wo es Zweifel gibt, ist es natürlich nahe liegend, diese durch eine geeignete spezielle Behandlung zu regulieren; das Gleiche gilt in Fällen von alten Umkehrsymptomen. Die Autopathie wirkt in einem Bereich oberhalb von Arzneimitteln; sie schränkt die Wirkung von Arzneimitteln nicht ein und wird auch von diesen nicht merklich eingeschränkt – die Entwicklung geht weiter.

Von einem allgemeineren philosophischen Standpunkt aus wird Autopathie nicht zur Heilung von Krankheit angewendet. Sie ist ein Mittel, um die Schwingungen des spirituellen schöpferischen Bereichs im Menschen zu erhöhen. Sie kann nach und nach Harmonie in unser Leben hineinbringen, aber stets in Abhängigkeit von der inneren, individuellen, karmischen Veranlagung des Betreffenden, die von Person zu Person anders sein kann. Jemand, der Autopathie anwendet, sollte sich darüber bewusst sein, dass er mit etwas Unbekanntem, Komplexem und Unbestimmbarem arbeitet – mit dem Menschen selbst. Er mag auf Schritt und Tritt von irgendetwas überrascht sein und sollte, im Unterschied zu anderen Behandlungsformen, niemals irgendetwas als erwiesen annehmen. Autopathie ist ein Weg – wie der komplexe Lebensweg selbst.

Die Reinigung des Organismus

Besonders in den ersten Wochen nach Anwendung der Dilution, generell aber zu jedem Zeitpunkt während des autopathischen Prozesses können gewisse leichte Reaktionen des Organismus auftreten, die reinigenden Charakter haben. Dabei kann es sich um häufigeres Wasserlassen, häufigeren Stuhlgang oder Durchfall, mehr Schwitzen, Erkältungen oder Scheidenausfluss handeln. Abfallstoffe werden gewöhnlich in einem höheren Maße ausgeschieden. Nachdem diese Symptome verschwunden sind (sei es durch den Gebrauch von herkömmlichen Medikamenten oder auf andere Weise), wird der Patient sich besser als vorher fühlen. Andere Formen der Reinigung und Ausscheidung von pathologischer Dissonanz, die auftreten können, sind Hautausschläge, Pickel usw. Auch Schmerzen in den Gelenken können wahrgenommen werden. Als Beispiel: Schlaflosigkeit und Depression verschwinden (innerlich lokalisierte Probleme), doch leichte Schmerzen werden in den Knöcheln der Fingergelenke verspürt. Sie werden ebenfalls mit der Zeit verschwinden. Auch Fieber ist eine Reaktion zu Heilzwecken; es zeugt von der erhöhten Aktivität des Organismus und ist Ausdruck für seinen Versuch, sich der Pathologie zu entledigen. In der Autopathie dauert ein Fieber dieser Art im Allgemeinen einen Tag; am zweiten Tag neigt es dazu, schwächer zu werden oder ganz zu verschwinden. Bisher bin ich nur zwei Fällen bei Erwachsenen begegnet, wo das Fieber länger angehalten hat. Interessant ist, dass sich in Fällen von Fieber dieser Art, die selten oder nur ein einziges Mal auftreten, der Patient gewöhnlich recht wohl fühlt, keine Energie verliert und manchmal den Eindruck hat, dass mit ihm alles in Ordnung sei. Eine Frau ging beispielsweise mehrere Tage mit sehr hoher Temperatur zur Arbeit. Danach fühlte sie sich gereinigt. Ich würde niemandem raten, ihr nachzueifern, sie handelte aus eigener Entscheidung. Es wäre besser sich auszuruhen. Wenn die Dinge kompliziert werden und man sich unbehaglich fühlt, ist es immer sicherer, medizinischen Beistand zu suchen.

Es ist nicht schwierig, diese einfachen Regeln zu verstehen, selbst wenn sie am Anfang Menschen, die nicht damit vertraut sind, ganzheitlich zu denken und zu heilen, ungewohnt erscheinen mögen. Die Vorgänge im Organismus, die ich oben beschrieben habe, werden nicht durch den verdünnten Speichel verursacht! Sie werden durch den nicht-materiellen schöpferischen Bereich des Menschen bewirkt – das Leben selbst.

Was heilen wir mit Autopathie?

Mit diesem Grundwissen ausgestattet, können wir nun damit beginnen, über den praktischen Behandlungsansatz zu sprechen. Es wird ausschließlich die spirituelle Ebene geheilt und durch die nicht-materielle Potenz beeinflusst. Die tieferen Ebenen zeugen nur von ihrem Zustand und sind hundertprozentig abhängig von ihr. Wir heilen keine Krankheit, sondern den „Inneren Menschen", das nicht-materielle spirituelle Prinzip. Der positiv beeinflusste hohe feinstoffliche Bereich kann, je nach dem persönlichen inneren Karma* des Individuums, das System des Menschen in seiner Gesamtheit – vom spirituellen Zustand bis zu einer umfassenden körperlichen Heilung – vollständig verbessern oder seinen Einfluss nach und nach auf den sozialen Bereich und die persönlichen Beziehungen ausdehnen. Trotzdem wird jeder, der mit dem ganzheitlichen Konzept von Heilung nicht wirklich vertraut ist, wahrscheinlich die Frage stellen, wofür Autopathie denn eigentlich bestimmt ist oder wo und für welche Arten von Beschwerden Autopathie die besten Ergebnisse erzielen kann.

Nach meiner eigenen Erfahrung ist die Liste von chronischen (in der Terminologie der Schulmedizin ungefähr gleichbedeutend mit „unheilbaren") Beschwerden, die sich durch Anwendung von Autopathie radikal gebessert haben oder verschwunden sind, etwa die folgende und sie wird ständig länger (die genannten Diagnosen stammen offenkundig nicht von mir, sondern von jenen Ärzten, die meine Patienten *vor* einem erkennbaren Erfolg aufgesucht hatten): chronisches Ekzem, Bronchialasthma, häufige oder ständige Kopfschmerzen, chronisches Erschöpfungssyndrom, Schlaflosigkeit, Allergien, innere Unruhe und Depression, fortwährende unerklärbare Melancholie, unerklärbare Ängste, chronischer Husten und wiederholte Entzündung der Bronchien, chronische Erkältungen, Weinerlichkeit und Schlaflosigkeit bei Säuglingen während der Stillzeit, Leberprobleme, ischämische Herzkrankheit und damit verbundene Schwierigkeiten, schmerzhafte Menstruation, ständige Genitalblutungen

---

* *Karma* ist ein u. a. im Buddhismus verwendeter Begriff als Umschreibung für den inneren, spirituellen und sich daraus ableitenden physischen oder sozialen Zustand des Menschen; er beruht auf dessen vergangenen Gedanken und Handlungen und ist das Ergebnis aus seinem eigenen bewussten Verhalten und den Entscheidungen dafür – nicht nur in diesem Leben, sondern auch in einer Reihe von früheren Geburten.

nach der Menstruation und damit verbundene Erschöpfung, chronische Darmentzündung, schmerzhafte und schlecht funktionierende Gallenblase, Bluthochdruck, Herzschmerzen während körperlicher Anstrengung, ständiger schneller Puls, unregelmäßiger und zeitweise aussetzender Puls, Krämpfe in den Beinen, Diabetes, Durchfall, entzündete Zehennägel, ständiges Erbrechen bei Säuglingen im Stillalter, Verdauungsprobleme, Gelenkschmerzen, Anfälligkeit für Infektionskrankheiten (Grippe, Halsschmerzen, herabgesetzte Immunabwehr).

An dieser Stelle möchte ich die alte homöopathische Wahrheit hervorheben, wonach es sehr fortgeschrittene pathologische Zustände gibt, wo eine Genesung nicht mehr möglich ist. Hierbei geht es nicht um bestimmte Krankheitsarten, sondern um die gesamte Vitalität des Organismus. Wenn diese bereits schwach ist, wird sie nicht mehr genügend Kraft besitzen, um den Organismus zu heilen. Manchmal können wir dies bei einem Menschen nicht erkennen (das Alter ist nicht das Hauptkriterium hierfür). Wir müssen bescheiden sein. Das Karma eines Menschen, sein innerer Zustand, ist bisweilen tief verborgen. Selbst in solchen Fällen kann Autopathie jedoch zumindest eine gewisse Verbesserung in der Lebensqualität, größere Freude, eine Vervollkommnung im höheren spirituellen Bereich herbeiführen, auch wenn die tieferen materiellen Strukturen für den spirituellen Bereich unheilbar sind.

Auch *akute Probleme* gehen nach Verabreichung einer autopathischen Dilution rasch zurück. Eine solche empfahl ich einem jungen Mann, der seit mehreren Tagen an einem wässrigen Stuhlgang, einer während des Tages von 37,6 bis 39° C schwankenden Temperatur gelitten hatte und sich kränklich und ziemlich trübsinnig fühlte. Er folgte meinen Anweisungen und stellte eine Potenz von C160 aus seinem Speichel her, die er anwendete – schon am folgenden Tag waren die Probleme verschwunden und sein Stuhlgang hatte sich wieder normalisiert. Seitdem ist er mehrere Monate lang völlig gesund geblieben. Dies ist nicht der einzige Fall von Fieber, das nach Anwendung von Autopathie rasch zurückging. Seien Sie jedoch vorsichtig: Dies soll Ihnen nicht nahe legen, dass Sie sich in akuten Fällen nur auf Autopathie verlassen. Sie kann auch als ergänzende Methode eingesetzt werden. Letztlich gehört die Entscheidung über die Art und das Mittel der Therapie immer dem Patienten selbst. Niemand kann diese Verantwortung auf einen anderen übertragen.

Ich glaube, ich sollte an dieser Stelle nochmals betonen, dass eine akute Erkrankung, ebenso wie chronische und seit langem bestehende

Krankheiten, lediglich die Folge aus einer chronischen Krankheitsdisposition oder eines Miasmas ist. Nach der Frequenztheorie werden sowohl akute als auch chronische Erkrankungen durch eine Verringerung in der Frequenz des schöpferischen Organisationssystems verursacht, das die Harmonie, die ursprüngliche gesunde Ordnung, die gesunde Funktionsweise des physischen Organismus nicht mehr aufrechterhalten kann. Die Verabreichung einer autopathischen Dilution in feinstofflicher Form versetzt das Zentrum wieder in seine ursprüngliche Schwingung zurück und erneuert die gesunde Struktur der hierarchisch angeordneten physischen Organe.

Wir können natürlich davon ausgehen, dass der Stuhlgang des oben erwähnten jungen Mannes ein Übermaß an pathogenen Mikroorganismen enthielt. Diese waren jedoch am nächsten Tag verschwunden, da sie in einem gesunden Darm keine Bedingungen mehr antreffen, in denen sie sich vermehren oder weiterleben können. Pathogene Mikroorganismen sind normalerweise in kleinen Mengen in jedem gesunden Organismus zu finden. Sie beginnen sich abnorm zu vermehren, wenn der Organismus seine ursprüngliche Struktur (oder Gesundheit) durch ein Absinken in der feinstofflichen Frequenz verliert. Wenn der Organismus seine innere feinstoffliche Vitalität verliert, wird er zu einer willkommenen Nahrungsquelle für Mikroorganismen; wenn er seine Vitalität gänzlich verliert, stirbt er und die Bakterien übernehmen ihn vollständig. Ein innerlich gesunder Organismus, dessen schöpferischer Bereich sich auf seiner ursprünglichen Frequenzhöhe befindet und dadurch Harmonie in den physischen Organen erzeugt, kann nicht von Ansteckung bedroht werden. Während einer Epidemie atmen wir alle die gleiche Luft, treffen wir die gleichen Menschen, essen wir die gleiche Nahrung oder trinken das gleiche Wasser, doch nur manche von uns werden krank, obwohl jeder in Kontakt mit den Viren oder Bakterien gekommen ist. Der Grund dafür ist, dass manche von uns aufgrund des positiven Zustands ihres schöpferischen Zentrums keine Krankheitsdisposition haben. Andere sind dagegen für Krankheit anfällig, weil die Frequenz ihres Zentrums niedrig ist und daher die Harmonie des Organismus nicht unversehrt bewahren kann, wenn sie mit einem Angriff von außen konfrontiert ist – und deshalb werden sie krank.

Es ist interessant, dass in der Vergangenheit furchtbare Epidemien stets nach Katastrophen auftraten, welche die gesamte feinstoffliche Sphäre – den Geist eingeschlossen – negativ beeinflussten: nach Kriegen, wenn die Menschen durch das Töten, den Verlust von Idealen, Aggression und Ungewissheit demoralisiert und dann von Schmerz zerrüttet waren, wenn die niederen Frequenzen oder höllenartigen Strömungen in der Gesellschaft und in den Köpfen der Menschen die Oberhand gewannen und die individuellen Frequenzen der Einzelnen erheblich reduzierten, wenn eine spirituelle Pathologie vorherrschte. Diese Strömungen lenkten die Aufmerksamkeit zu Phänomenen auf den tiefsten ethischen Ebenen. Beispiele dafür sind die Typhus-Epidemie in Leipzig nach den Napoleonischen Kriegen; die AIDS-Epidemie in Afrika, wo traditionelle ethische Werte im Begriff sind, völlig zerstört zu werden; oder die Grippe-Epidemie nach dem Ersten Weltkrieg, die in Europa zehn Millionen Menschen tötete und zeitlich mit der Entstehung von faschistischen und kommunistischen Diktaturen zusammenfiel. Dies war eine Zeit, in der die europäische und amerikanische Bevölkerung sich insgesamt von hohen religiösen Idealen abwandte, eine Zeit des zunehmenden Atheismus, eines ausschließlichen Interesses an Ökonomie und dem rein materiellen Einflussbereich. Die Homöopathie, die bis dahin große Fortschritte zu verzeichnen hatte, starb in dieser Zeit fast aus und erlebte erst in den Achtziger- und Neunzigerjahren des 20. Jahrhunderts mit der ganzheitlichen Entwicklung in Denken und Ökologie eine Wiedergeburt.

Vorbeugung

Die erfolgreiche *Vorbeugung* einer Verschlechterung der Gesundheit (in Zusammenhang mit den beschriebenen Methoden) hängt daher von der rechtzeitigen autopathischen Anwendung in einem relativ gesunden Zustand und von einer Zunahme der Harmonie des gesamten Organismus ab, zuerst auf der höchsten feinstofflichen Ebene. Das Prinzip ist sehr gut aus der Homöopathie bekannt, wo, wenn ein ganzheitlich wirkendes Konstitutionsmittel von hoher Resonanz gefunden werden kann, die Gesundheit des Patienten tief greifend und dauerhaft gestärkt, die physische und psychische Widerstandskraft bei Kindern wie bei Erwachsenen erhöht wird usw. In meiner Praxis habe ich oft feststellen können, dass Kinder, die früher wiederholt in der Schule fehlten, nach Anwendung der Therapie weitaus häufiger im Unterricht anwesend und gesünder sind. Es ist äußerst nützlich, eine hochpotenzierte autopathische Dilution anzuwenden, bevor die Krankheit voll zum Ausbruch kommt, wenn die Beschwerden noch gering, oberflächlich oder gelegentlich sind und leicht und rasch geheilt werden können. Es ist auch äußerst empfehlenswert, eine solche Dilution anzuwenden, bevor man sich in ein durch Stress belastetes oder infektiöses Umfeld begibt. Auch Menschen, die ganz gesund sind, werden spürbaren Nutzen wahrnehmen. Insbesondere Menschen, die engeren Kontakt zum höheren schöpferischen Bereich suchen, ob durch Meditation, Channelling, schamanistische Techniken, Gebet usw., können von der Zunahme ihrer persönlichen Schwingungen profitieren. Meine persönliche Theorie, die ich aber keinem aufdränge, lautet, dass die Menschen früher, beispielsweise zur Zeit von Buddha Shakyamuni, der spirituellen Sphäre weitaus näher waren als wir. Sie lebten auf einer höheren Frequenzstufe, und es gibt Beschreibungen von Fällen, wo Menschen tiefe spirituelle Einsichten nicht durch konzentrierte Meditation, sondern lediglich auf der Grundlage direkter Übermittlung von dem Erleuchteten erlangten.

Die Erstkonsultation

Die autopathische Therapie umgeht fast gänzlich die Notwendigkeit, ein genaues Resonanzmittel zu finden – die größte und manchmal unlösbare Herausforderung für einen praktizierenden Homöopathen. Die Resonanz der feinstofflichen schöpferischen Frequenz mit dem eigenen potenzierten Speichel der betreffenden Person schließt den höchsten Grad an Wahrscheinlichkeit ein, mit ein paar wenigen möglichen Ausnahmen. Der hauptsächlichste von diesen ist vielleicht ein schwerwiegender Fehler bei der Herstellung, Nachlässigkeit, eine größere Abweichung von den einfachen Anleitungen für die Herstellung. Der größte Fehler entsteht dadurch, dass eine andere Person während der Herstellung anwesend ist und spricht, niest oder hustet. Dadurch werden kleine Teilchen von fremdem Speichel auf die hergestellte Dilution übertragen und mit ihnen nicht-materielle Fehlinformationen. Ein weiterer Grund, weshalb jemand zwei Monate nach einer autopathischen Anwendung möglicherweise noch immer keine Reaktion zeigt, kann darin liegen, dass die chronische Pathologie so ernst und tief sitzend ist, dass sie eine weitaus längere Zeit der autopathischen Heilung als üblich erfordert (siehe den Fall von chronischem Asthma auf Seite 131). Hier sollte ich natürlich erneut darauf hinweisen, dass ein unbekannter Faktor während des autopathischen Prozesses auch der verborgene, innere oder karmische Zustand des betreffenden Menschen ist. Auch die homöopathische Therapie kann auf dauerhafte und schwere Probleme stoßen, die jahrelange Heilung brauchen. Nach meiner Erfahrung verlaufen die autopathischen Heilungen dieser Beschwerden aufgrund ihrer genaueren Resonanz im Allgemeinen jedoch schneller als ihr homöopathisches Gegenstück.

Die goldene Regel der Homöopathie, die von den klassischen Homöopathen in Großbuchstaben zitiert wird, ist auch für die Autopathie gültig: ABWARTEN UND BEOBACHTEN, wie sich der Fall entwickelt.

Die Überwachung der für den Patienten spezifischen Entwicklung nach Verabreichung der Dilution ist von besonderer Wichtigkeit. Die regelmäßige Fachkonsultation zwischen dem Patienten und dem Autopathie-Berater ist unbedingt nötig, wenn die Heilung dauerhaft und tief sein soll. Dies gilt besonders dann, wenn Patienten mit der Autopathie anfangen und an seit langem bestehenden und tief sitzenden Beschwerden leiden, die viel Zeit brauchen, bevor sie deutliche Anzeichen von Besserung oder schließlich eine Heilung erkennen lassen. Es kann im Allgemeinen nicht erwartet werden, dass eine einmalige autopathische Anwendung in mittlerer Potenz auf einen Menschen sein ganzes Leben lang eine Wirkung haben wird. Deshalb ist es wichtig zu wissen, wann und in welcher Potenz eine neue Dilution herzustellen und anzuwenden ist. Auch der Zeitpunkt, an dem sie benutzt wird, muss genau in Übereinstimmung mit der Entwicklung des Patienten festgesetzt werden. In manchen Fällen mag dies erst nach Monaten oder sogar Jahren sein. Bei der Autopathie verlagert sich unser Fokus darauf, den Fall vorschriftsmäßig zu überwachen, um mit einer weiteren autopathischen Anwendung zum richtigen Zeitpunkt und in der richtigen Verdünnung eingreifen zu können.

Die Fallgeschichte aufnehmen

Der weitere Behandlungsverlauf stützt sich sehr stark auf die Feststellung des anfänglichen Gesundheitszustandes vor Behandlungsbeginn.

Wir nehmen den Fall auf Papier oder im Computer auf. Es empfiehlt sich, beim ersten Treffen jedem Patienten ein Tagebuch zu geben, das er führen und zu jeder Nachkontrolle mitbringen sollte. Es ist unsere Aufgabe, ihn anzuleiten, wie ein solches Tagebuch zu führen ist. Nachdem der Patient die Fluxdilution eingenommen hat, sollte er sich genaue Notizen über alle auffallenden Veränderungen in seiner gesundheitlichen Verfassung machen. Im Allgemeinen werden die Einträge nur gelegentlich erfolgen, vielleicht einmal pro Woche, manchmal auch häufiger oder in Abständen von mehreren Monaten. Das heißt nicht, dass sich der Patient ständig selbst überwachen soll. Ganz im Gegenteil, nur wenn etwas Außergewöhnliches eintritt, beispielsweise Schmerzen oder das Verschwinden von Schmerzen, sollte der Patient eine Eintragung machen.

Der autopathische Behandlungsansatz kann ohne eine herkömmliche Krankheitsdiagnose beschritten werden. Weitaus wichtiger, in der Tat sogar entscheidend für uns ist, was uns der Patient über seine subjektiven Reaktionen, seine Gefühle und Eindrücke berichtet. In dieser Hinsicht müssen wir uns zwei Dinge vergegenwärtigen: Erstens, es handelt sich hier um ein jahrhundertealtes System der homöopathischen Diagnose und weiteren Überwachung des Patienten. Schulmedizinische Diagnosen sind zu allgemein und richten sich nicht auf den individuellen Charakter des einzelnen Falls. Zweitens, Gesundheit ist vor allem ein subjektiver Wert.

Die Definition der Weltgesundheitsorganisation (WHO) lautet: Gesundheit ist ein Zustand völligen physischen, geistigen und sozialen Wohlbefindens und nicht lediglich das Fehlen von Krankheit oder Gebrechlichkeit. Das Wesentliche für uns ist der Wunsch, die individuelle feinstoffliche Frequenz des Menschen zu revitalisieren. Den Entwicklungszustand des individuellen nicht-materiellen Zentrums erkennen wir jedoch durch die Art und Weise, wie es sich in Geist und Körper manifestiert. Deshalb stellen wir, auch wenn wir nicht spezifisch Krankheit, sondern den „Inneren Menschen" kurieren, eine seelische und körperliche Entwicklung in der Gesundheit des Individuums fest, besonders an seinen subjektiven Gefühlen und Wahrnehmungen.

Trotzdem suchen uns Menschen im Allgemeinen nach langen Phasen schulmedizinischer Behandlung auf oder unterziehen sich noch einer solchen Behandlung; deshalb nennen sie uns am Anfang gerne die Namen ihrer Krankheiten und zitieren die Ergebnisse von Labor- und Röntgenuntersuchungen. Selbstverständlich notieren wir uns auch diese. Fortlaufende Tests und medizinische Untersuchungen können uns einen weiteren Indikator für die Besserung des Gesundheitszustandes liefern oder uns vor einem möglichen Rückfall warnen.

Autopathische Untersuchungen finden in der Regel in Form eines Gesprächs oder Interviews statt. Dies kann mit der einfachen Bitte um Informationen beginnen, wie beispielsweise: „Was können Sie mir denn von sich erzählen?" oder „Was fehlt Ihnen denn?" Dann lassen wir den Patienten alles berichten, was ihm Sorgen bereitet, angefangen vom physischen (Krankheit) zum psychischen oder sogar sozialen Bereich. Wir unterbrechen ihn nicht und stellen keine suggestiven Fragen, welche die Antwort „Ja" oder „Nein" verlangen. Wir können den Sprecher ermutigen mit solchen Wendungen wie „Und dann?" oder „Sonst noch etwas?" Ein Mensch hat niemals nur ein einziges Problem, zum Beispiel ein Ekzem. Alle Fälle, auf welche ich mich in diesem Buch beziehe, verdeutlichen diese Tatsache, diese Regel auf überzeugende Weise. Gewöhnlich wird das hauptsächliche Leiden von vielfältigen Problemen begleitet. Über manche von ihnen mag sich der Betreffende nicht einmal bewusst sein, da sie von den Hauptbeschwerden überlagert werden. Über andere möchte der Patient vielleicht nicht sprechen, da er sie für töricht hält oder den Eindruck hat, dass sie nicht mit dem Hauptproblem in Beziehung stehen. Jedes physische Problem ist immer mit irgendeiner Dissonanz in der Psyche verbunden. Wir notieren alles, was der Patient uns erzählt.

Zu den psychologischen Merkmalen, die uns interessieren, gehören Ängste und Abneigungen. Viele Erwachsene haben übermäßige Furcht vor der Dunkelheit, vor einer Menschenmenge, vor geschlossenen Räumen, vor dem Kontakt mit anderen Menschen – Männer vor Frauen und Frauen vor Männern. Sie haben schreckliche Angst vor Prüfungen oder vor Auftritten in der Öffentlichkeit usw. Häufig weiß niemand in ihrer Umgebung davon. Manchmal ist ihnen sogar selbst ihre Angst nicht genügend bewusst, und deren Vorhandensein tritt erst während des Gesprächs offen zutage. Dies alles sind Dissonanzen des Geistes, die sich durch eine autopathische Anwendung bessern sollten – manchmal eher als das körperliche Problem, das sie in erster Linie zu einer Konsultation veranlasst hat. Auf die gleiche Art und Weise können wir uns nach ihrem Schlaf erkundigen. Zum Beispiel werden wir vielleicht erfahren, dass der Patient, der uns aufgesucht hat, um von einem Ekzem geheilt zu werden, von quälenden Albträumen geplagt wird, aber noch nie jemandem etwas davon erzählt hat; oder dass er nachts häufig aufwacht oder noch ernstere Probleme in Verbindung mit dem Schlafen hat, nicht einschlafen kann und deshalb nur drei oder vier Stunden pro Nacht schläft. Ein Berater in autopathischer Therapie sollte über diese Dinge Bescheid wissen, damit er in einem späteren Stadium entscheiden kann, ob die Behandlung in Übereinstimmung mit Herings Gesetzen verläuft, das heißt, ob die Symptome auskuriert werden und *vom Zentrum nach außen* verschwinden; oder ob die Wirkung der Fluxdilution nachlässt und die tiefer sitzenden zentralen Probleme, die sich durch Autopathie bereits gebessert haben oder geheilt waren, zurückkehren, was erfordert, dass sofort eine neue Dilution verabreicht wird, um eine tiefer gehende Rückkehr in die Pathologie zu verhindern. Natürlich bedrängen wir den Patienten niemals und schreiben immer nur das auf, was er uns freiwillig erzählt.

Hier ein Beispiel dafür, wie wichtig es ist, das gesamte Persönlichkeitsbild eines Menschen zu verstehen: Das Hauptproblem war arthritischer Natur, doch der Patient litt auch an merkwürdigen und unbegründeten Ängsten. Nachdem er die autopathische Dilution eingenommen hatte, verschwanden diese Ängste, und unmittelbar danach besserten sich auch die arthritischen Probleme. Einige Monate nach der Einnahme kehrten die Ängste zurück, während die signifikante Besserung bei der Arthritis unverändert anhielt. Dies ist ein Anzeichen dafür, dass die Wirkung der Dilution vom Zentrum nach außen aufgehört hat und dass, wenn wir den Fall seinen natürlichen Lauf nehmen lassen, alles Übrige sich bald ebenfalls wieder verschlimmern wird. Wenn sofort eine neue Dilution verabreicht wird, dann wird die Verschlimmerung rasch zum Halten gebracht und eine Weiterentwicklung zu ganzheitlicher Gesundheit wieder aufgenommen. Falls es uns nicht gelänge, das Ende der Reaktion auf die autopathische Anwendung festzustellen, bevor auch die arthritischen Probleme zurückkehren, würden wir viel Zeit verlieren und der Patient sähe sich mit unnötigem Leiden konfrontiert.

Zu den Fragen an den Patienten können die folgenden gehören: Leidet er an übertriebenen Sorgen? Wie reagiert er auf Alleinsein und Geselligkeit? Wie verhält er sich in einem Interessenkonflikt und unter Stress, bei der Arbeit und zu Hause? In all diesen Bereichen und vielen anderen wird Autopathie die Persönlichkeit stärken. Wenn es in einem späteren Stadium zu einer plötzlichen oder allmählichen Verschlechterung kommt (diese muss nicht das gleiche Ausmaß wie die anfängliche Verschlimmerung haben), ist dies entweder ein Anzeichen dafür, dass die autopathische Anwendung wiederholt oder dass der Fall genauer überwacht werden sollte; dann wäre eine weitere Nachkontrolle in einem kürzeren Intervall zu vereinbaren. Manchmal kann es vorkommen, dass die Verschlimmerung nur vorübergehend und durch äußeren Stress verursacht ist; wenn der Stress vorbeigeht, legt sie sich wieder. Eine Abnahme oder ein Ende der Wirkung von Autopathie zeigt sich gewöhnlich zuerst im geistigen Bereich. Wir müssen also den ursprünglichen Geisteszustand kennen, damit wir die Fluxdilution rechtzeitig verabreichen und eine weitere Verschlimmerung auf der physischen Ebene verhindern können.

Zu den psychischen Problemen, die entweder nur den Gesamtzustand verdeutlichen oder ein Hauptgrund für die Therapie sind, können gehören: Hyperaktivität mit Aufmerksamkeits-Defizit-Syndrom bei Kindern, Lernschwäche, übermäßige Aggression bei Kindern, übermäßige Eifersucht unter Geschwistern, übermäßige Schüchternheit, Weinerlichkeit. Es kann jede psychische Eigenschaft sein, die in ihrer extremen Form negativ ist und Leiden verursacht.

Es gibt allgemeine Merkmale, die den Zustand des Organismus als Ganzes bezeugen. So ist es vorteilhaft, die Energieebene des betreffenden Menschen zu kennen; zu wissen, ob er an übermäßiger Ermüdung leidet oder nicht oder was ihn übermäßig erschöpft; seine individuellen Reaktionen zu kennen, gesundheitliche und sensorische, auf Wärme und Kälte, drinnen und draußen, bei der Arbeit, im Urlaub; Reaktionen auf das Wetter und seine Veränderungen. Extreme Empfindlichkeit gegenüber einem Wetterwechsel ist stets mit einer Verschlechterung im Allgemeinzustand des Organismus und einer erhöhten Krankheitsneigung verbunden. Dies trifft auch auf die Empfindlichkeit gegenüber Kälte und eine Überempfindlichkeit auf Hitze oder die Sonne, auf die Temperatur in einem Zimmer oder im Bett zu. Wenn nach Einnahme der autopathischen Dilution die extremen Reaktionen auf die äußere Umgebung sich zuerst ausbalancieren und dann wieder verschlimmern (aber nicht als Reaktion auf vorübergehenden Druck), dann kann dies ein Zeichen dafür sein, dass eine weitere Dilution erforderlich ist – selbst in solchen Fällen, bei denen die Besserung der physischen Grundpathologie anhält.

Das Aufdecken der persönlichen Geschichte des Patienten bildet ein wichtiges Element der autopathischen Erstkonsultation. Wir verzeichnen alle Abweichungen von der Norm in der Entwicklung des Patienten von der Geburt bis zur Gegenwart. Dazu kann eine problematische Geburt gehören, Kinderkrankheiten, Unfälle, psychologische Traumata aus der Kindheit und Pubertät, chronische Beschwerden, wiederholte Infektionen, akute Erkrankungen im Erwachsenenalter usw. Wir wissen, dass während des autopathischen Prozesses bestimmte Frequenzzustände wieder auftreten können, die der Patient früher einmal erlebt hat; alte und vergessene Krankheiten können in leichterer und kürzerer Form nochmals zurückkehren; auch alte Umkehrsymptome können wieder auftauchen. Der Berater in den autopathischen Therapie sollte erkennen können, ob es sich bei den Beschwerden tatsächlich um das Wiederauftreten eines alten Symptoms handelt. Normalerweise gehen Umkehrsymptome verhältnismäßig schnell vorbei.

Hier ein Beispiel: Vor zehn Jahren hatte ein Patient wiederholt Halsschmerzen. Nach Einnahme der autopathischen Dilution verschwanden seine Schlaflosigkeit und Depression, und eine Zeitlang erfreute er sich einer besseren Gesundheit. Dann aber, als er gerade in den Skiurlaub fahren wollte, musste er sich mit Halsschmerzen ins Bett legen, die genauso wie damals vor zehn Jahren waren. Weil sich die inneren Symptome (Schlaflosigkeit und Depression) gebessert hatten und ein altes Symptom wieder aufgetreten war, war zu erwarten, dass die Halsschmerzen nach kurzer Zeit von selbst verschwinden würden, da sie ein Umkehrsymptom waren. Es handelte sich um eine Rückkehr zu dem gleichen Frequenzzustand wie vor zehn Jahren. Die beste Taktik war daher zu warten. Der Organismus kann mit einer Halsentzündung relativ schnell fertig werden. Die erhöhte Temperatur – bei diesem und ähnlichen Fällen von

Umkehrsymptomen – fällt meistens ganz plötzlich am zweiten Tag. Die Temperatur ist der Abwehrmechanismus des Körpers, wenn er irgendetwas lösen muss. Gewöhnlich beruhigt sich ein Patient, wenn Sie ihn daran erinnern, dass er die gleichen Beschwerden, wie Ihnen aus seinen Berichten klar ist, schon einmal vor zehn Jahren erlebt hat und Sie ihm erklären, wie sie sich entwickeln werden. Natürlich ist es ganz und gar seine Wahl, ob er auf den Rat seines Arztes andere Medikamente einnimmt. Die letzte Entscheidung, wie und mit welchen Mitteln ein Patient geheilt wird, liegt immer bei diesem selbst.

Die individuelle Bestimmung der Verdünnungspotenz

Die Geschichte von körperlichen Beschwerden und Erkrankungen ist Teil der Gesamtverfassung eines Menschen. Schwere Erkrankungen in der Vergangenheit haben einen Einfluss darauf, welche Potenz wir wählen. Die Regeln, nach denen wir den Potenz- oder Verdünnungsgrad entscheiden, sind direkt aus der Homöopathie abgeleitet.

Wir haben jedoch noch eine weitere, völlig neue Möglichkeit: mit feingradig abgestuften Potenzen zu arbeiten, zum Beispiel von C40 bis C80, was anders als bei der Homöopathie ist, wo die Potenzen in großen Intervallen abgestuft sind. Im Vergleich mit der Homöopathie verwenden wir auch höhere Anfangspotenzen, um zu einer Reaktion zu kommen. Bei älteren Menschen verwenden wir anstelle einer C5 eine C40; bei Menschen über 70 mit einer sehr schwachen Vitalität und sehr schweren Problemen können wir mit C20 beginnen. Für die normale autopathische Praxis reicht eine Abstufung von C40 an aufwärts völlig aus.

Die richtige Potenz wählen –
für die erste und einzige Anwendung der autopathischen Dilution

C40 – in Fällen von schwerer Disharmonie mit lange anhaltenden ernsteren Problemen, sei es gegenwärtig oder in der Vergangenheit, und für Menschen mit einer sehr geringen Vitalität, besonders wenn sie über 70 Jahre alt sind

C80 – für junge Menschen und Menschen mittleren Alters mit sehr geringer Vitalität und einer langen Geschichte von ernsteren anhaltenden Beschwerden

C120 –	für Menschen mit mittlerer Vitalität und einer langen Geschichte von ernsteren anhaltenden Beschwerden; für Menschen über 60 Jahre mit guter Vitalität und nur leichten Problemen während ihres Lebens und gegenwärtig
C200 –	bei einem mittleren Zustand von Harmonie und Vitalität ohne sehr ernste dauerhafte Probleme während des Lebens oder gegenwärtig, für Menschen unter 60 Jahren; die in meiner Praxis am häufigsten verwendete Potenz
Über C200 –	für Menschen mit einem Gefühl von geistiger Disharmonie, die jedoch keine ernsteren physischen Beschwerden durchgemacht haben; Versuch, sich geistig weiterzuentwickeln (eine Verbesserung von Konzentration, Gedächtnis, Geistesschärfe, Auftreten, Vitalität, Stimmung usw.) oder die Widerstandskraft gegenüber psychischem und physischem Stress bei relativ gesunden Menschen zu steigern.

Wenn Sie sich nicht sicher sind, in welche Kategorie Ihr Fall gehört, sollten Sie am Anfang immer eine tiefere Potenz wählen.

Die oben genannten Potenzen beziehen sich darauf, wie oft die Flasche neu aufgefüllt und wieder entleert wird (*Korsakoff-Dilution*, siehe Seite 101 f.). Bei Verwendung der autopathischen *Flux Phiole* (siehe Seite 157) für die *Fluxionspotenzierung* (siehe Seite 106 f. und 148 ff.) wird die Potenz von C40 aus 1 Liter Wasser hergestellt, die C80 aus 2 Litern, die C120 aus 3 Litern, die C200 aus 5 Litern und so fort.

Die C40 kann *bei akuten Problemen* verwendet werden, wie beispielsweise bei Grippe, Halsschmerzen usw. Bei ansonsten relativ gesunden Menschen können wir bis zur C120 hochgehen.

Aus mehreren Gründen wäre es falsch, eine hohe Verdünnungspotenz in Fällen zu empfehlen, die einen tieferen Verdünnungsgrad erfordern. Einer von ihnen ist, dass wir uns den Raum erhalten müssen, um die Potenz nach und nach zu erhöhen.

Es gilt als allgemeine Regel, dass eine höhere Potenz wirksamer ist und besser harmoniert mit dem hohen feinstofflichen Bereich des Menschen und daher auf einer tieferen geistigen und körperlichen Ebene wirkt, doch ist dieser Prozess nicht einfach. Menschen, die karmisch stark belastet sind, können in manchen Fällen schon ganz zu Anfang vorübergehend negative Reaktionen zeigen.

Menschen, die an sehr schweren und seit langem bestehenden körperlichen Pathologien leiden und gleichzeitig ernste psychische Probleme haben, sollten mit einer Verdünnung von C40 anfangen.

Wenn bei einem Rückfall eine zweite oder weitere Fluxdilution verwendet wird, müssen wir die Potenz wesentlich erhöhen, in der Regel auf das Doppelte der ursprünglichen Verdünnung; zum Beispiel von der anfänglichen C200 (5 Liter bei der Fluxionspotenzierung) zu C400 (10 Liter), danach auf C800 und so fort.

Wenn nach Verabreichung der Fluxdilution eine auffallende und ungewöhnliche Verschlimmerung eintritt oder es zu signifikanten und hartnäckigen Symptomen kommt, oder wenn die Pathologie äußerst ernst und langwierig ist und folglich eine langfristige Behandlung erfordert, sollte der Patient auch konventionellen ärztlichen Rat einholen – vor allem deshalb, weil der Therapeut oder Selbst-Therapeut nie sicher sein kann, was auf der physischen Ebene die tatsächliche und diagnostizierte Ursache für die Verschlimmerung ist. Im Anschluss an die Verwendung des verdünnten Speichels kann zuerst (wie bei vielen meiner eigenen Fälle) eine Besserung auf der spirituellen und dann auf der physischen Ebene eintreten, wozu auch Fälle einer gleichzeitig bestehenden Behandlung durch einen Facharzt gehören.

Zusammenfassung der Erstkonsultation

1. Wir achten auf *sämtliche* gegenwärtigen Beschwerden, große und kleine, wie unbedeutend sie auch sein mögen, und zwar physische ebenso wie psychische.

2. Wir machen uns Notizen sowohl über die physische Seite – Erkrankungen und Unpässlichkeiten – als auch die psychische Seite – falls es derartige Probleme gibt.

3. Wir entscheiden uns für eine Potenz (Anzahl von Verdünnungen oder Liter Wasser) und empfehlen diese. Wir geben dem Patienten gedruckte Anleitungen (diese sind in diesem Buch auf Seite 148–151 zu finden oder der *Flux Phiole* beigefügt) darüber, wie die Fluxdilution individuell herzustellen ist, und schreiben die betreffende Potenz auf.

4. Wir vereinbaren einen Termin für die nächste Nachkontrolle. Diese findet gewöhnlich fünf Sonntage nach Einnahme der Fluxdilution

statt, wenn eine chronische Krankheit behandelt wird. Dem Organismus muss Zeit gegeben werden, um reagieren zu können. Wenn eine akute Erkrankung behandelt wird, dann müssen wir uns mit dem Patienten auf seine Bitte hin (das kann nach Stunden oder Tagen sein) austauschen, bis sich die Probleme bessern oder verschwinden.

5. Wir versichern dem Patienten, dass wir im Falle von irgendeiner Unsicherheit seinerseits telefonisch jederzeit erreichbar sind.

Wie Sie Ihr eigenes autopathisches Mittel herstellen

In diesem Kapitel beschreibe ich zunächst den auf dem *Korsakoff-Prinzip* beruhenden Verdünnungs- oder Potenzierungsprozess. Diese Form der autopathischen Dilution ist auch erfolgreich erprobt worden. Ich selbst habe sie in den frühen Phasen meiner autopathischen Praxis verwendet. Sie macht die Dilution jederzeit und überall leicht verfügbar, da sie keine spezielle oder professionelle Ausrüstung verlangt. Jedes saubere kleine Gefäß reicht dafür aus. Diese Form der Herstellung ist geeignet für Potenzen bis zu C100 und C200, und wer sie anwendet, kann selbst leicht herausfinden, wie Autopathie funktioniert.

Die folgenden Anleitungen sind sehr präzise – zum Teil als Reaktion auf die Fragen und Kommentare von Leuten, die ihren Speichel verdünnt haben –, um alle potenziellen Fehler auszuschließen, die während der Herstellung auftreten könnten. Machen Sie sich nicht die geringsten Gedanken darüber, das Vorbereitungsstadium nicht zu schaffen. Es ist ganz einfach. Die Herstellung dauert höchstens eine Stunde inklusive Aufräumen, ohne sich dabei zu beeilen. Sie ist nicht komplizierter als die Zubereitung einer Tasse Kräutertee. Sie ist nur in Abständen von mehreren Monaten erforderlich. Beschleunigen Sie das Verfahren nicht und unterbrechen Sie es auch nicht. Wenn Sie feststellen, dass Sie Probleme dabei haben, dann bitten Sie jemanden, Ihnen zu helfen. Oder, als Alternative, warum nicht jemand anderem dabei zur Hand gehen?

Wie der Speichel verdünnt wird

Speichelverdünnung mit der Korsakoff-Methode

Die Herstellung wird gewöhnlich von derjenigen Person ausgeführt, welche die autopathische Dilution auch selbst verwendet, obwohl das keine Bedingung ist. Wird sie von einer anderen Person ausgeführt, dann sollte diese während des gesamten Vorgangs ein Tuch oder einen Einmal-Mundschutz über Mund und Nase tragen, um zu verhindern, dass während des Sprechens oder Niesens Tropfen von fremdem Speichel die hergestellte Substanz beeinträchtigen können.

Die Materialien

1. Das kleinste (das heißt für Tropfen 10 ml), bisher noch unbenutzte Glasfläschchen oder -gefäß, das zum Beispiel in einer Apotheke, aber auch in einem Glasgeschäft oder Haushaltswarenladen erhältlich ist. Erhitzen Sie nach Möglichkeit den Hals des Fläschchens über einer *Gas*flamme von allen Seiten, bis er sehr heiß ist, und lassen ihn dann abkühlen. Wenn das Gefäß eine offene Form hat, so wie ein Glas, dann erhitzen Sie gründlich das Ganze.

2. Reines natürliches Quellwasser (ohne Kohlensäure und mit einem möglichst geringen Mineralgehalt). Für eine Potenz von C40, das heißt 40 Nachfüllungen/Leerungen, brauchen Sie für ein 10 ml-Glasgefäß ungefähr 1 Liter Wasser (für C80 = 2 Liter); die Wassermenge erhöht sich proportional zu der Potenz und der Größe des Gefäßes.

3. Gummihandschuhe

4. Ein haushaltsübliches Desinfektionsmittel

5. Für die Speichelentnahme bei Kleinkindern: eine steril verpackte Tropfenpipette
(Wichtiger Hinweis: Holen Sie hierfür immer den Rat eines fachkundigen Therapeuten ein!)

Die Vorgehensweise

1. Bereiten Sie alle Materialien in bequemer Reichweite eines Waschbeckens vor, auch den Stuhl, auf dem Sie während der Zubereitung eventuell sitzen möchten. Berühren Sie den Rand des Glasgefäßes nicht. Während der Vorbereitung sollte niemand außer Ihnen im Raum sein. Reinigen Sie gründlich Ihre Zähne. Verwenden Sie dazu keine Zahnpasta. Entfernen Sie gegebenenfalls alle Kosmetik- und Pflegemittelrückstände von Ihren Lippen. Essen, trinken oder rauchen Sie anschließend zwei Stunden lang nicht. Nehmen Sie währenddessen auch nichts in den Mund (zum Beispiel Fingernagel, Bleistift, Briefmarke usw.).

2. Wenn Sie die Dilution für eine andere Person (zum Beispiel ein Kleinkind) herstellen, entnehmen Sie den Speichel unmittelbar nach dem Aufwachen mit der Tropfenpipette unter der Zunge. Ein Tropfen genügt.

3. Spucken Sie aus und sammeln Sie dann genügend Speichel in Ihrem Mund, bevor Sie in das vorbereitete Gefäß spucken. Ein paar Tropfen reichen aus.

4. Treten Sie dann sofort an das Becken, ausgerüstet mit dem kleinen Gefäß, das Ihren Speichel enthält, und den Wasserflaschen. Sie sollten dabei Gummihandschuhe tragen.

5. Gießen Sie Wasser in das Gefäß, das Ihren Speichel enthält. Achten Sie darauf, dass die Wasserflasche nicht den Hals des Gefäßes berührt. Gießen Sie aus einer Höhe von ungefähr 5 cm. Füllen Sie das Gefäß bis oben und lassen Sie das Wasser über den Rand laufen, so dass es den gesamten Hals des Gefäßes befeuchtet. Leeren Sie den Inhalt sofort in das Becken aus. Gießen Sie erneut Wasser hinein und lassen es über den Rand laufen, entleeren das Gefäß, füllen Wasser hinein ... und so fort. Die Tropfen, die an den Wänden hängen bleiben, tragen die Information durch jede Verdünnung weiter. Der Verdünnungs-vorgang wird bis zu ... *Nachfüllungen/Leerungen* fortgeführt (für die individuelle Bestimmung der Verdünnungspotenz siehe Seite 97/98).

6. Geben Sie unmittelbar nach Beendigung der Herstellungsphase einen Teil des letzten Inhaltes aus dem Gefäß (ein paar Tropfen sind ausreichend) in Ihren Mund. Nehmen Sie anschließend mindestens 10 Minuten lang nichts in den Mund und essen oder trinken Sie nicht.

7. Reinigen Sie das Waschbecken gründlich mit dem Desinfektionsmittel *nicht früher als eine halbe Stunde nach Benutzung*, um die feinstofflichen Schwingungen zu entfernen. Werfen Sie die Handschuhe und das für die Verdünnung benutzte Gefäß weg.

8. *Nur ein einziges Mal anwenden, das genügt!* Die individuelle weitere Entwicklung hängt vom inneren karmischen Zustand des Betreffenden ab. Der Prozess verläuft nicht unbedingt einfach und direkt – genauso wie das Leben nicht einfach ist.

9. Es empfiehlt sich, die Hilfe eines erfahrenen Autopathie-Beraters in Anspruch zu nehmen, besonders zu Fragen, wann die Einnahme zu wiederholen oder die Potenz der Dilution zu erhöhen ist und zu welchem Grad. Die Entwicklung verläuft nicht immer linear.

10. Machen Sie sich Notizen über Ihre körperliche und gefühlsmäßige Verfassung und bringen Sie diese zu den Nachkontrollen mit. Schreiben Sie nur auffallende Veränderungen mit Angabe des Datums auf.

11. Eine in einen feinstofflichen Zustand potenzierte autopathische Dilution wirkt ausschließlich auf die feinstoffliche (aus materialistischer Betrachtungsweise völlig nicht-materielle) Schwingung, die das im Menschen vorhandene spirituelle Prinzip beherrscht. Eine Verbesserung in seiner Organisationsfähigkeit kann dann zu einer allmählichen langfristigen Harmonisierung seines Systems auf vielen Ebenen führen.

12. Die Anwendung von hochverdünntem Speichel ist kein Ersatz für medizinische Betreuung. Sie kann als ergänzende oder verstärkende Methode genutzt werden und überschneidet sich mit keiner anderen Behandlung.

Anmerkungen

Der Zubereitungsprozess nach dem Korsakoff-Prinzip ist ganz unkompliziert und wird häufig auch von Großherstellern von hochverdünnten homöopathischen Präparaten benutzt; der einzige Unterschied besteht darin, dass der Vorgang des Nachfüllens und Entleerens gewöhnlich von einer mechanischen, elektrisch betriebenen Anlage durchgeführt wird.

Es ist wichtig, die richtige Wahl des Gefäßes hervorzuheben. Um Wasser zu sparen, sollte es so klein wie möglich sein. Es sollte vorher noch nicht benutzt worden und kein geleerter Arzneibehälter sein. Einen solchen nur auszuspülen, wird uns – wenn man die ganze Philosophie der Verdünnung betrachtet – nicht viel helfen. Die ideale Lösung ist ein kleines Glasfläschchen mit einem Schraubverschluss aus Plastik, das für Tropfen (ca. 10 ml) verwendet wird und in jeder Apotheke erhältlich ist. Ähnliche Gefäße sind auch in Läden zu finden, die Haushaltswaren oder Laborzubehör führen. Die Hauptsache ist, dafür zu sorgen, dass der Rand und das Innere des Gefäßes nicht aus der Zeit seiner Herstellung, Lagerung oder des Verkaufs einen fremden Fingerabdruck aufweisen. Ein solcher Abdruck würde Informationen über die Frequenzstruktur der betreffenden Person enthalten und könnte die Eigenschaften der Dilution verändern. Ich empfehle daher, dass der Hals des Gefäßes über einer Gasflamme stark erhitzt wird. Dadurch wird der Abdruck weggebrannt. Sie können dies selbst ausprobieren: Hinterlassen Sie einen Fingerabdruck auf dem Gefäß und halten Sie es dann über eine Flamme. Der Abdruck verschwindet und das Glas ist wieder sauber. Erhitzen Sie das Gefäß von außen und halten es am unteren Ende fest. Eine Minute über einer offenen Flamme reicht aus. Dabei drehen Sie das Gefäß langsam, so dass es von allen Seiten dem Feuer ausgesetzt ist. Dafür sollte eine offene Gasflamme (Gaskocher oder Küchenherd) verwendet werden. Eine andere Flamme, zum Beispiel von einer Kerze oder einem Feuerzeug, sollte nicht benutzt werden, denn sie würde Rußspuren auf dem Glas hinterlassen und es nur weiter verunreinigen. Auch Elektroherde sind für unsere Zwecke ungeeignet. Eine Frau wandte sich deswegen an mich und beklagte sich, dass sie kein Gas habe und auf einem Herd mit einem Keramikfeld koche. Am Ende kam sie auf die Idee, das Gefäß über dem Gasherd ihrer Eltern zu erhitzen und es in einer sauberen Plastiktüte zu sich nach Hause mitzunehmen, um dort dann die Verdünnung auszuführen.

Genauso gut wie ein Glasfläschchen ist die kleinste Art von Gläschen für alkoholische Getränke geeignet. Wenn das Gefäß einen weiten offenen Hals hat, wodurch es möglich wäre, dass beispielsweise die Verkäuferin hineingreifen und ihren Fingerabdruck oder auch kleine Speicheltröpfchen dort hinterlassen könnte, sollte das ganze Gefäß zwei oder drei Minuten lang langsam über Gas von außen erhitzt werden. Es kann zum Beispiel mit Hilfe einer Zange über die Flamme gehalten werden.

Es besteht eine direkte Verbindung zwischen der Größe des Behälters und der Menge an Wasser, das verwendet wird, um die entsprechende Potenz herzustellen. Wenn Sie nur ein größeres Gefäß finden können, müssen Sie mehr Wasser kaufen.

Aus verschiedenen Gründen ist Glas das geeignetste Material zum Zwecke der autopathischen Verdünnung. Trotzdem kann notfalls auch Ersatz dafür gefunden werden. Wenn wir zum Beispiel kein neues unbenutztes Gefäß finden und seinen Hals über einer offenen Flamme erhitzen können, etwa beim Wandern, dann könnten wir theoretisch eine normale Plastikflasche mit kohlensäurefreiem Mineralwasser kaufen und für die Verdünnung ihren Plastikverschluss anstelle des Glasgefäßes verwenden. Ansonsten ist die Vorgehensweise die gleiche, natürlich abgesehen von der Erhitzung. Ich kann dies zwar nicht empfehlen, da ich es selbst nie praktisch erprobt habe, doch hat mir ein Arzt erzählt, dass er früher gute Resultate damit erzielt habe. Nun benutzt er meistens die *Flux Phiole* als ein professionelleres Herstellungsmittel.

Sie können auch ein Gefäß mit Schraubverschluss verwenden, das ohne den Kontakt mit einer menschlichen Hand mechanisch hergestellt worden ist und dessen Hals durch den Schraubverschluss gegen Berührung geschützt ist. Ein solches Gefäß wird sogar ohne vorherige Erhitzung hervorragend funktionieren. Auch dies habe ich schon erfolgreich in meiner Praxis benutzt.

Welche Ausmaße das Gefäß auch hat, eine Füllung betrachten wir als Potenz C1. Fünf Nachfüllungen des Gefäßes ergeben C5, zwanzig C20, vierzig C40 und so fort. Zählen Sie die Nachfüllungen laut aus, damit Sie ihre Zahl nicht vergessen. Sie sollten das Gefäß jedes Mal etwas zu voll gießen, damit das Wasser über die gesamte Oberfläche läuft. Damit wird gewährleistet, dass die am Rand verbliebene vorherige Potenz gründlich abgespült wird.

Wenn Sie das kleinste, wahrscheinlich 10 ml fassende Fläschchen verwenden, benötigen Sie etwa 1 Liter Wasser, um eine C40-Potenz herzustellen. Wenn Sie sichergehen wollen, sollten Sie einen größeren Vorrat an Wasser bereithalten, um das Wasser ersetzen zu können, das beim Überlaufen verloren geht. Für eine C80-Potenz benötigen Sie 2 Liter usw.

Wenn Ihre Hand zu ermüden beginnt, ehe Sie die gewünschte Potenz erreicht haben, sollten Sie die Korsakoff-Dilution in der Potenz verwenden, bei der Sie aufhören. In der Praxis besteht kein offenkundiger Unterschied zwischen den Wirkungen einer Potenz von C40 oder C34 oder auch zwischen C60 und C80. Die Herstellung nach dem Korsakoff-Prinzip kann manuell ziemlich beanspruchen, was ein gewisser Nachteil ist; andererseits ist sie gewöhnlich jedoch leicht zu handhaben, solange wie keine Hochpotenzen (über C100) in Frage kommen.

Speichelverdünnung mit der Flux Phiole

Um jegliche Komplikationen auszuschalten und alle Unsicherheiten über die verschiedenen Arten von Verdünnungsgefäßen zu beheben sowie auch, um jede Kontamination oder manuelle Überanstrengung zu vermeiden, habe ich ein spezielles Gerät für die persönliche Herstellung einer Fluxdilution entworfen. Es beruht auf dem Prinzip der „Fluxionspotenzierungen", die im 19. Jahrhundert von Dr. Fincke mit Erfolg erprobt worden sind. Ich bezeichne dies als eine *autopathische Flux Phiole*. Sie ist für die einfache und verlässliche häusliche Herstellung von allen Potenzen, besonders aber von Hochpotenzen geeignet. Sie besteht aus einem Trichter (zum Einfüllen), einem Verbindungsrohr zur Vortexkammer und einem Überlaufrohr, aus dem die verdünnte Flüssigkeit abgeleitet wird. Sie ist kompakt und aus chemisch stabilem

Laborglas hergestellt. Die Vortexkammer im unteren Teil verursacht die optimale Verwirbelung der Flüssigkeit bei konstantem Druck und ihre stufenweise Verdünnung. Die *Flux Phiole* stellt ein unkompliziertes Hilfsmittel dar, um die Fluxdilution in garantierter Qualität herzustellen, unter anderem deshalb, weil es dabei keine Unterbrechungen gibt, die den Herstellungsprozess negativ beeinflussen könnten. Die *Flux Phiole* wird in einer Glashütte unter besonderen Bedingungen hergestellt, die ihre Verschmutzung durch irgendeine biologische Substanz (insbesondere durch Berührung und kleine Schleim- oder Speicheltröpfchen) während des Produktions- und Verpackungsprozesses ausschließen. Es genügt, die beigefügten Anleitungen zu befolgen, die *Flux Phiole* auszupacken, in den Trichter zu spucken, einen Liter Wasser oder mehr durchzugießen – und die Arbeit ist getan! Sie können davon ausgehen, aus 1 Liter Wasser eine Potenz C40 herzustellen, aus 2 Litern eine C80 und so fort. Wenn Sie die *Flux Phiole* unter einen Wasserstrahl stellen, der aus dem Hauptwasserrohr durch ein haushaltsübliches Kohlefiltersystem fließt, wird sie eine C100 pro Minute herstellen. Eine C1000 (1M) erhält man damit also in 10 Minuten, eine C10 000 (10M) in 1 Stunde und 40 Minuten. Bei dieser Vorgehensweise können Sie das Wasser über den oberen Teil des Trichters fließen lassen. Im Allgemeinen fangen wir nicht mit einer Hochpotenz über 1M an, gewöhnlich erreichen wir diese Potenz erst im Laufe der Zeit. Gegenwärtig habe ich mehrere Fälle, die über 1M hinausgehen, sowie auch einen Fall, der sehr gute Fortschritte mit 5M macht, und ein Arzt hat mich schriftlich darüber informiert, dass er bereits 10M verwendet. Eine Person, die an den Kursen der Homöopathischen Akademie in Prag teilnahm, hat sogar eine Potenz von 50M mit der *Flux Phiole* erhalten.

Der *Flux Phiole* sind ausführliche, aber einfache Anleitungen zu ihrem Gebrauch beigefügt. Die meisten der in diesem Buch beschriebenen Fälle und im Augenblick fast alle meiner autopathischen Fälle, darunter meine Familie und Freunde, haben die Dienste der *Flux Phiole* genutzt. Die positive Reaktion, die nach einer einzigen Anwendung der *Flux Phiole* zu verzeichnen war, hielt immer länger als drei Monate an, selbst bei tieferen Potenzen, die nur aus 1 Liter Wasser hergestellt waren. In manchen Fällen dauerten sie sogar länger als ein Jahr. Die autopathische *Flux Phiole* ist nur zum einmaligen Gebrauch bestimmt, um die Möglichkeit einer „*Cross-Contamination*" aus dem „Gedächtnis des Glases" zu vermeiden, das die vorherige Potenz selbst nach Entfernung der Tropfen zurückbehalten kann. (Bezugsquellen siehe Seite 157.)

Die Herstellung von homöopathischen Heilmitteln hat gezeigt, dass immer neues Glas für die Zubereitung von neuen Potenzen verwendet werden sollte, und dies gilt auch in der Autopathie für die *Korsakoff*-Methode ebenso wie für die *Flux*-Methode. Die Vermischung der beiden Potenzen kann die Wirksamkeit der Zubereitung gänzlich zunichte machen, besonders dann, wenn die Schwingungen von zwei verschiedenen Menschen miteinander vermischt werden.

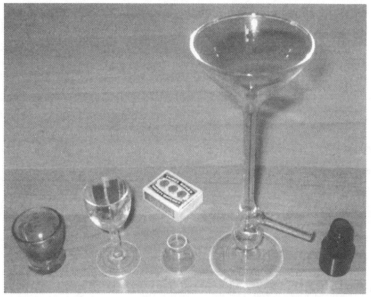

Verschiedene Arten von Gefäßen und Behältern, die für die Herstellung einer autopathischen Dilution geeignet sind, darunter auch die Flux Phiole

Es ist wichtig, dass die Herstellung der autopathischen Dilution aus dem zu Anfang ausgespuckten Speichel durch den Verdünnungsprozess bis zur Anwendung kontinuierlich verläuft, *ohne größere Unterbrechungen* (was mit der *Flux Phiole* leicht erreichbar ist). Die Schwingungsstruktur der potenzierten Dilution könnte sich verändern, wenn sie für einen Zeitraum von beispielsweise mehreren Minuten verlassen wird. Wenn die Unterbrechung noch länger dauert (mehr als zehn Minuten), dann wird die Dilution ihre Wirksamkeit verlieren. Diese Erfahrung machte einer meiner Patienten, ebenso wie er später feststellte, dass es ohne Unterbrechung wirklich funktioniert.

Die beschriebenen Methoden der *persönlichen autopathischen Fluxdilution* bieten Möglichkeiten, wie sie vorher noch nie vorhanden waren:

• Zum ersten Mal in der Geschichte bietet sie jedem, weil sie einfach und leicht zugänglich ist, die Möglichkeit zur unkomplizierten und gleichzeitig verlässlichen und vorschriftsmäßigen Herstellung des eigenen hochpotenzierten Speichels zu Hause.

• Bei dieser Vorgehensweise wird der Speichel so wie er ist, *völlig frisch*, in ein Verdünnungsgefäß gegeben und kann sofort unter Verwendung von sauberem Wasser in seiner ursprünglichen Schwingungsstruktur potenziert werden, das heißt, bevor seine Struktur sich zu verändern beginnt. Diese Veränderung in der Struktur ist nur eine Sache von ein paar Dutzend Minuten. Wasser ist die einzige bekannte Substanz in der Natur, die nicht – wie beispielsweise Zucker oder Alkohol – irgendwelche für sie spezifischen eigenen Informationen an das hergestellte Mittel und folglich den Organismus weitergibt und selbst keinerlei eigene homöopathische Wirkung hat. Wasser ist ganz einfach die perfekte Trägersubstanz.

• Zu dieser Eigenschaft können Sie nun die beispiellose Möglichkeit hinzufügen, die potenzierte Dilution unmittelbar nach ihrer Herstellung zu verwenden, unvermischt mit einer anderen homöopathisch wirksamen Substanz (Alkohol, Zucker) und nicht irgendwelchen langfristigen Wirkungen verschiedenartiger Strahlungen ausgesetzt, die in unserem Umfeld existieren und sich beispielsweise während des Transportes verstärken (Radiowellen, Elektrosmog usw.). Der Patient verwendet das potenzierte Frequenzmuster in seiner völlig *unveränderten Originalform*.

• Beim ersten Mal können Sie die autopathische Dilution unter fast allen Umständen herstellen, wenn das Bedürfnis danach entsteht. Sie brauchen dafür nur ein geeignetes Gefäß und eine Flasche sauberes Wasser.

• Die autopathische Methode bietet die bislang völlig unbekannte Möglichkeit einer *stufenweisen Steigerung der Wirkung eines Präparats*. Durch die autopathische Dilution verbessern wir die Frequenz des Organismus als Ganzes, führen ihn schrittweise zu einem besseren Gesundheitszustand zurück und können dann, auf der Basis dieses gesünderen Organismus, neue Dilutionen herstellen, die den nicht-materiellen schöpferischen Bereich stärken. Außerdem können wir in speziellen Fällen die Potenz maßvoll und langsam erhöhen, beispielsweise nach einer C40, und nicht in großen Schritten.

Im Allgemeinen wird die Dilution von der Person hergestellt, die geheilt werden soll (davon ausgenommen sind Kinder und sehr kranke oder körperlich behinderte Menschen). Dies schließt die Möglichkeit aus, dass das Material verunreinigt und dadurch entwertet wird, beispielsweise durch Speichel- oder Schleimtröpfchen, wenn eine andere Person die Dilution herstellt – ein Faktor, der meines Wissens bei der Herstellung von homöopathischen Arzneimitteln bisher noch nicht genügend berücksichtigt worden ist. Wenn ein Elternteil die Dilution für ein Kind herstellt, sollte er oder sie immer einen Einmal-Mundschutz benutzen, der Nase und Mund bedeckt. Durch Sprechen, Niesen und sogar Atmen können sonst mittels Speicheltröpfchen fremde Informationen in die Dilution gelangen und dadurch ihre Wirkung verzerren. Ich habe selbst erlebt, wie Dilutionen aus genau diesem Grunde versagt haben. Wenn bei der Herstellung einer neuen Dilution ein Mundschutz verwendet wurde, hat alles richtig funktioniert.

Die autopathische Dilution ist nur zum einmaligen Gebrauch bestimmt. Nach ihrer Verwendung kann die lange allmähliche Harmonisierung des gesamten Organismus beginnen.

Es ist immer zweckmäßig, darauf hinzuweisen, dass es sich bei der Autopathie nicht um eine Therapie im materialistisch-wissenschaftlichen Sinne oder im Sinne einer gesundheitlichen Betreuung handelt; sie nimmt auch nicht als Hauptziel für sich in Anspruch, Krankheit zu reduzieren oder zu beseitigen. Die autopathische Dilution wirkt allein und ausschließlich auf den spirituellen Bereich des Menschen, der in manchen Terminologien als Seele, in anderen als feinstofflicher Körper, auch als *Dynamis* oder Astralkörper usw. bezeichnet wird. Sie wirkt in einem Bereich, der, aus sozialer oder gesellschaftlicher Sicht, nicht unter den Begriff „Gesundheit" fällt, sondern eher zur Spiritualität gehört, dem Glauben an höhere Prinzipien als die materielle und weltliche Sinnesdimension unserer Existenz. In jedem von uns wirkt Autopathie in dem Bereich, durch den wir – nach den Worten von Swedenborg – den Himmel berühren und wo unsere Partner, die Engel oder *Devas*, leben. Sie hat keinen direkten Einfluss auf den physischen Körper oder die Psyche des Menschen. Alle positiven Veränderungen im gesundheitlichen oder psychischen Zustand eines

Menschen, jegliche Heilung ist eine der Harmonie dienende Folge aus dem verbesserten Einfluss dieses spirituellen höheren Frequenzbereiches insgesamt auf unsere Persönlichkeit. Autopathie ist dazu in der Lage, die karmische Disposition eines Individuums, mit all ihren spirituellen Konsequenzen, positiv zu beeinflussen. Autopathie wirkt auch nur in dem Grade, wie die individuelle karmische Disposition dies zulässt. Auch der Zugang zu dieser Methode ist vom Karma abhängig. Wenn jemand diese Philosophie nicht als die richtige für sich ansieht, dann sollte er andere Therapieformen für sich suchen. Sein Karma wird ohnehin diese Entscheidung für ihn treffen.

Die Autopathie ist Teil einer neuen Spiritualität, der berechtigten Suche nach persönlichem Kontakt zu dem höheren schöpferischen Bereich. Niemand kann den Glauben eines anderen an den höheren schöpferischen Bereich bestreiten – und ebenso kann niemand einen anderen dazu zwingen, diesen Glauben zu teilen. Die Autopathie ist ein Weg zur Freiheit, und Freiheit gehört zu ihren Grundwerten.

Die Fluxdilution ein zweites Mal anwenden

Dies erfolgt frühestens nach ein paar Wochen. In meiner eigenen Erfahrung bin ich bisher noch keinem Fall begegnet, wo der Zeitraum kürzer als drei Monate nach einer Einzeldosis war, weder mit der tiefsten Potenz von C20 noch mit den höheren Versionen. Der längste Zeitraum ist nicht bekannt, doch einige meiner Fälle stehen seit ungefähr anderthalb Jahren unter der Wirkung einer Einzeldosis und ihr Zustand bessert sich immer noch. Ich gehe davon aus, dass, je länger die autopathische Therapie befolgt wird und sich die Gesundheit verbessert, damit auch die Abstände zwischen den einzelnen Dosierungen größer werden. Die Dosis sollte kurz nach einem Rückfall, einer Verschlimmerung von Problemen, die sich infolge der Fluxdilution gebessert hatten, wiederholt werden. Ich habe diesen Punkt bereits in verschiedenen Abschnitten dieses Buches angesprochen. Ein Rückfall, eine Umkehr zu dem Zustand vor der Therapie, beginnt meistens in der Psyche. Der Patient könnte wieder Schlafprobleme erleben und aus keinem ersichtlichen Grund ständig schlechte Laune haben – dies alles zu einem Zeitpunkt, wo sich die physischen Probleme noch bessern. Wenn der Patient jedoch vor Beginn der Therapie an keinen ernstlichen psychischen Problemen litt, werden wir sehen, wie das Hauptproblem wieder auftaucht. Durch die Anwendung von Herings Gesetzen können wir beurteilen, ob sich die Symptome in Übereinstimmung damit oder anders verhalten, beispielsweise bei einem Ekzem, das während der Therapie nach unten, vom Gesicht zu den Beinen zurückging und nun wieder nach oben zum Gesicht zu steigen beginnt. Wo sich die Symptome deutlich *gegen* Herings Gesetze entwickeln, ist eine neue Dosis erforderlich.

Beispiel für einen Rückfall aus meiner eigenen Praxis
Mitte März 2002 vertraute mir eine 33-jährige Frau ihr Lebensproblem an: Seit dem Alter von acht Jahren hatte sie Bronchialasthma. Im Laufe der letzten drei Jahre hatten sich die Anfälle immer weiter verschlimmert und traten häufiger auf. Sie nahm verschiedene Medikamente gegen Asthma ein. Sie hatte inzwischen alle vier Stunden Asthmaanfälle und musste während diesen ein Anti-Asthma-Spray benutzen, das es ihr ermöglichte, ein paar Stunden leichter zu atmen. Die Anfälle griffen sie derart an, dass sie nicht mehr richtig atmen konnte, was immer schlimmer wurde, bis

sie das Spray benutzte. Als sie noch klein war, hatte sie eine Zeit lang an einem Ekzem gelitten, das später wegging und dem Asthma wich. Diese Art von Entwicklung ist ziemlich weit verbreitet.

Zunächst empfahl ich ihr eine homöopathische Behandlung. Drei Tage nach Einnahme des Mittels verschlimmerte sich das Asthma und sie musste das Spray alle zwei bis drei Stunden benutzen. Nach zwei Wochen hatte sie die Anfälle (und benutzte das Spray) im Abstand von acht Stunden, was einer Besserung ihres früheren Zustandes entsprach. Ein paar Wochen später waren wir allerdings wieder dort angelangt, wo wir begonnen hatten – in der Tat an einem Punkt, wo die Menstruationsschmerzen, an denen sie vorher gelitten hatte, verschwanden. Das homöopathische Mittel hatte eine Potenz von C200, und normalerweise hätte ich mit einer längeren Phase der Besserung als etwas unter zwei Monaten gerechnet. Anfang Mai riet ich ihr, eine autopathische Fluxdilution ihres Speichels in der Potenz C160 einzunehmen.

Die Überprüfung zwei Wochen nach Anwendung ergab: zwei Tage lang keine Veränderung, dann zweitägige Verschlimmerung mit nur zwei bis drei Stunden zwischen den Asthmaanfällen; jetzt eine leichte Besserung. Sie hat eine angenehme und heitere Stimme, während diese vorher immer nach Stress geklungen hatte.

Eine Woche später hatten sich die Abstände zwischen den Anfällen auf elf Stunden verlängert. Gleichzeitig war ein Hautausschlag an ihren Beinen aufgetreten, der jenem glich, den sie als kleines Mädchen gehabt hatte. Nach einer Woche war er wieder verschwunden. Ein eindeutiges Umkehrsymptom! Mit Ausnahme des Sprays bei akuten Anfällen hatte sie bereits damit aufgehört, andere Medikamente gegen Asthma einzunehmen. Psychisch fühlte sie sich besser. Das Asthma verschlimmerte sich nicht mehr in der Wärme, wie dies vorher der Fall gewesen war. Sie vermittelte den Eindruck, zufrieden zu sein.

Im Juni benutzte sie das Spray nur noch einmal am Tag, und zwar beim ersten Anzeichen eines drohenden Anfalls.

Im August benutzte sie das Spray wieder häufiger, nämlich einmal alle acht Stunden, was teilweise durch den Stress aufgrund der Überschwemmungen in ihrer Heimatregion aufgelöst wurde. Mit ihrer guten Laune war es vorbei.

Bei der Nachkontrolle im September berichtete sie mir, dass sie das Spray in den vergangenen paar Wochen einmal alle fünf bis acht Stunden benutzt habe. Im Laufe des Monats August hatte sich demnach die deutliche Besserung in ihrem Zustand wieder etwas verschlechtert. Das wies auf eine Rückkehr zur ursprünglichen Intensität der Pathologie hin, auch wenn sich dies erst noch äußern musste. Ein leichter Rückfall war eingetreten. Vier Monate nach Behandlungsbeginn riet ich ihr daher, eine höhere Potenz herzustellen. Die Therapie wurde fortgesetzt.

Eine Fluxdilution kann auch dann ein zweites Mal angewendet werden, wenn der Patient eine tiefe Potenz (z.B. C40) für eine seit langem bestehende chronische Pathologie eingenommen hat, die auch mit mehreren anderen Medikamenten behandelt wird und wo nach vielen Monaten keine sichtliche Besserung festzustellen ist. Es bleibt uns auch immer die Möglichkeit, die Reaktionsfähigkeit des Patienten zu überprüfen und die Potenz zu verdoppeln. Möglicherweise wird nur eine höhere Potenz die Tiefen erreichen können, wo die Dissonanz ihre Ursprünge hat. Auch die Homöopathie verfährt manchmal in der gleichen Weise. Wir müssen bedenken, dass so genannte unheilbare Pathologien, die viele Jahre anhalten und sich im Laufe dieser Zeit verschlimmern, manchmal äußerst therapieresistent sind und vielleicht erst nach Monaten oder sogar Jahren auf eine Behandlung mit einer potenzierten Fluxdilution ansprechen. In solchen Fällen können die Fortschritte verworren und problematisch verlaufen, ebenso wie das Leben selbst verworren und problematisch ist. Wo Probleme auftauchen, ist es sicher nicht ratsam, eine weitere geeignete fachärztliche Betreuung abzulehnen. Die Autopathie kann auch als ergänzende, verstärkende Therapie herangezogen werden.

Es hat auch schon Fälle gegeben, wo der Patient überhaupt nicht auf die Fluxdilution reagiert hat. Diese machen 15 bis 20 Prozent aller Fälle aus, doch habe ich hier auch solche Fälle eingerechnet, wo ich die Weiterentwicklung nicht habe überwachen können, da die Patienten es versäumten, zu den Nachkontrollen zu erscheinen. Es ist möglich, dass es in manchen Fällen einen Fehler im Herstellungsstadium gab; beispielsweise könnte jemand der betreffenden Person während der Herstellung der autopathischen Dilution über die Schulter gesprochen haben. Oder es gab eine Verzögerung von mehreren Minuten zwischen der Fertigstellung der Dilution und ihrer Anwendung oder ein langes Intervall während der Herstellung, wodurch die Dilution unbrauchbar wurde. Ein Präparat, das nicht konserviert worden ist, verändert seine Frequenzstruktur sehr schnell und sollte unmittelbar nach seiner Fertigstellung verwendet werden. Vielleicht hat der Patient auch ein kontaminiertes Gefäß benutzt oder die Tropfenpipette für die Übertragung des Speichels war verschmutzt.

Wenn dies der Fall war, dann sollte die autopathische Dilution unter Verwendung eines neuen Gefäßes nochmals hergestellt werden. In manchen Fällen stellt sich dann schließlich doch noch eine Wirkung ein. Der Grund für die ausbleibende Wirkung der Dilution könnte – einmal abgesehen von tief sitzenden karmischen, für uns nicht wahrnehmbaren Ursachen (ein äußerst seltener, aber nicht unmöglicher Fall) – ein derartiger Fehler während der Herstellung sein. Andererseits ist ein solcher Fehler bei der gegebenen Einfachheit des Herstellungsprozesses nahezu unwahrscheinlich. Sicherlich sollte niemand aus Furcht davor, einen Fehler zu machen, die Herstellung einer autopathischen Dilution hinausschieben.

Die obere Grenze für die Wirkungsdauer einer Einzeldosis ist noch nicht bekannt. Wie bei den meisten erfolgreichen homöopathischen Mitteln könnte es sich jedoch um Jahre handeln oder sich sogar als endgültige Heilung von chronischen Problemen herausstellen, die niemals wiederkehren werden – eine Genesung ohne die Notwendigkeit für eine weitere Behandlung. Diese Art von Genesung ist das Ziel der Therapie. Der Hauptgrund für eine kürzere Dauer von beispielsweise nur drei Monaten könnte darin liegen, dass die Dissonanz tiefer lokalisiert ist, im feineren höheren Frequenzbereich und damit auch auf der Stufe einer höheren Potenz, als sie vom Patienten eingenommen wurde. Deshalb finden wir den Weg zu den Wurzeln der Pathologie mittels einer allmählichen Steigerung bei der Verdünnungspotenz. Jede Dosis braucht selbstverständlich Zeit, um ihre Möglichkeiten zu entfalten und Früchte zu tragen. Ein verlässlicher Indikator dafür, dass der Zeitpunkt dafür gekommen ist, eine neue Dilution zu verwenden und die Potenz zu erhöhen, besteht darin, wenn Beschwerden, die sich bereits gebessert haben, sich wieder zu verschlimmern beginnen. Wenn wir dies überwachen, sollten wir uns an Herings Gesetze halten.

„Wenn alte Umkehrsymptome zurückkehren und dann wieder verschwinden, besteht die beste Reaktion darin zu warten. Das vorübergehende Wiederauftauchen von alten Symptomen ist der einzige Weg zur Genesung."
(J. T. Kent)

Nachkontrollen

Das Erste, was bei einer Nachkontrolle festgestellt werden muss, ist der augenblickliche Zustand des Patienten. Wir können diesen durch nichtsuggestive Fragen herausfinden oder indem wir einfach den Patienten zum Reden auffordern. „Nun, wie geht es Ihnen?" – „Was können Sie mir berichten?" – „Also ?" Dann lassen wir ihn reden und versuchen ihn so wenig wie möglich zu unterbrechen.

Bei der ersten Nachkontrolle dürfte der Patient nicht immer sehr begeistert wirken. Er oder sie kann beispielsweise (wie es kürzlich passiert ist bei einer Frau, die mich aufsuchte) über ein brennendes Gefühl in den Augen klagen – ein Problem, an dem die Patientin schon früher litt und das sie mit Augentropfen unterdrückte. In diesem Falle klagte sie darüber, wie sehr sie dies ärgere und wie unzufrieden sie sei. Manchmal, in Ausnahmefällen, könnte die Reaktion so extrem sein, dass Sie sich fragen, ob Ihre Behandlung überhaupt in irgendeiner Weise geholfen hat. Deshalb ist es wichtig, nachdem der Patient seinen Bericht beendet hat, zu den Aufzeichnungen des Anfangsgespräches zurückzublättern und *den augenblicklichen Zustand des Patienten mit dem ursprünglichen Zustand zu vergleichen.* Im Falle der enttäuschten Frau zeigte dies, dass sie nicht mehr an Kopfschmerzen litt, während sie vor dem Beginn der Therapie vierzehn Tage lang ständig und vorher häufig Kopfschmerzen hatte. Sie litt auch nicht mehr an Schmerzen durch eine chronische Zahnfleischentzündung. Auch das rechte Kiefergelenk (das letzte Schmerzsymptom vor Anwendung der Fluxdilution) tat ihr nicht mehr weh und war weitaus weniger steif. Wir sehen daher, dass der Fall deutliche Fortschritte machte und sich dabei an Herings Gesetze (siehe Seite 45) hielt, wonach die inneren und letzten Symptome als erste geheilt werden. Alte Symptome kehren zurück, um jedoch in einem späteren Stadium wieder zu verschwinden. Erst als ich die Dame daran erinnerte, dass sie vor zwei Monaten an ständigen Kopf-, Kiefer- und Zahnschmerzen gelitten und dies nicht ein einziges Mal bei ihren augenblicklichen Beschwerden erwähnt hatte, fielen ihr diese tatsächlich erst wieder ein. In dem Moment, als sie sich an ihre früheren Leiden erinnerte, begann sie ihre Dankbarkeit zu äußern und war sehr froh zu erkennen, dass die Behandlung in der Tat sehr großen Nutzen gebracht hatte.

Diese Art von Versicherung, die sich auf genaue Beobachtung gründet, dass die Therapie eine Wirkung zeigt und den richtigen Verlauf nimmt, ist äußerst wichtig. Sie bedeutet eine ganze Menge für die Person, welche sich der Therapie unterzieht. Hätte die Patientin die uninformierten Meinungen von Leuten aus ihrem Umfeld akzeptiert, die behaupteten, eine Behandlung mit verdünntem Speichel sei unsinnig und folglich könne sich auch nichts bessern, dann hätte sie die Behandlung vorzeitig abgebrochen und denen geglaubt, die ihr sagten, die Schmerzen in Kopf und Kiefer wären durch irgendeine äußere Einwirkung verschwunden, vielleicht als Folge einer Reise in die Berge oder einer Veränderung in ihrer Arbeitsroutine oder aus irgendeinem anderen Grund. Bis die Wirkung der Fluxdilution eines Tages aufgehört hätte, wäre sie nicht mehr zur Autopathie zurückgekehrt und hätte sie auch nicht weiter anwenden können.

Das Gedächtnis arbeitet auf eine eigentümliche Weise, wenn es um Schmerzen und Krankheit geht. Die Natur hat uns einen (sicherlich gesunden) verschlüsselten Mechanismus eingepflanzt, der uns dazu veranlasst, schmerzliche Erfahrungen zu vergessen. Es ist für uns nicht ungewöhnlich, völlig zu vergessen, dass uns etwas Schmerz bereitet hat, wenn es erst einmal vorbei ist. Sobald sich die Patientin an das Leiden erinnert hatte, das erst vor so kurzer Zeit verschwunden war, setzte sie sofort größeres Vertrauen in meine Prognose, dass sich auch das brennende Gefühl in ihren Augen bald bessern würde. Und tatsächlich war dieses schon sehr bald danach verschwunden.

Natürlich kommt es weitaus häufiger vor, dass der Patient objektiver Bericht erstattet. Dies wird dadurch sehr unterstützt, dass er alle wichtigen Veränderungen in seinem physischen und psychischen Zustand aufschreibt, die nicht unter die normalen Tagesschwankungen fallen. Der Zustand eines jeden verändert sich ständig, aber nur auffallende Veränderungen sollten notiert werden. Die Aufzeichnungen sollten in das Tagebuch eingetragen werden, das ich bereits früher erwähnt habe.

Nachdem der Patient Bericht erstattet hat und wir jedes ursprünglich vorhandene Symptom oder Problem mit dem gegenwärtigen Zustand verglichen haben, können wir uns nach den Fortschritten seit der Einnahme der Fluxdilution oder seit der vorigen Nachkontrolle erkundigen. Dies betrifft alle Vorkommnisse, welche in diesem Zeitraum aufgetreten sein mögen. In dieser Hinsicht ist das Tagebuch von entscheidender Bedeutung. Stellen wir uns vor, dass die Gesundheitslinie eines Patienten während seines Lebens wie folgt verlief: zuerst in der Kindheit Hautausschläge; dann in der Pubertät Husten und wiederholte Entzündungen der Bronchien; nach 20 Asthma. Nach Gebrauch der Fluxdilution verschlimmert sich das Asthma zeitweise leicht, bessert sich dann und verschwindet. Es taucht jedoch ein Husten ähnlich wie der in der Pubertät auf. Nachdem der Husten vorbei ist, bleibt mehrere Monate lang ein Hautausschlag wie der in der Kindheit bestehen. Darauf folgt dann eine Phase von ununterbrochener Gesundheit. Dies kann jedoch auch ein Anzeichen für einen Rückfall sein, wie unsere Kurve veranschaulicht. Der Patient kehrt zu einem Frequenzzustand zurück, den er zu einem früheren Stadium der Behandlung durchlaufen hat. Während er vorher von unten in diesen eingetreten ist, gelangt er jetzt von oben zu ihm – er befindet sich damit auf einem Weg nach unten und muss die Fluxdilution erneut und in einer höheren Potenz einnehmen. Wenn er dies versäumt, wird im Laufe der Zeit der Husten wieder auftauchen und schließlich auch das Asthma.

Die Tagebucheintragungen helfen uns also dabei, eine weitere Verschlechterung unserer Gesundheit zu vermeiden.

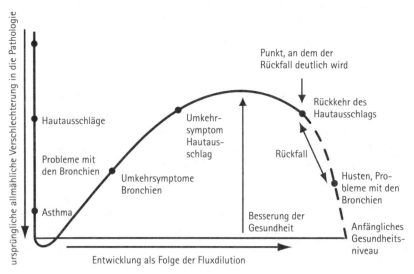

Bei der Behandlung eines akuten Problems sind positive Veränderungen im Allgemeinen schon bei einer Nachkontrolle am Tag nach der autopathischen Anwendung sichtbar: verringertes subjektives Leiden, bessere Stimmung und eine Besserung auf der körperlichen Ebene. Manchmal ist es nicht leicht zu entscheiden, ob die Krankheit akut ist oder ob sich ein seit langem bestehendes chronisches Problem plötzlich verschlimmert hat, ob es sich um die Umkehrform eines alten Symptoms handelt usw. Die Behandlung eines akuten Problems ist daher nicht immer ganz unkompliziert. Sollten irgendwelche Zweifel hinsichtlich der Fortschritte des Patienten auftauchen, sollten wir die Möglichkeit der Behandlung durch einen Facharzt erwägen.

Nach der Heilung einer akuten Erkrankung macht sich der Organismus, als Reaktion auf die autopathische Anfangsgabe, auf den Weg zu einer ganzheitlichen Besserung der Gesundheit, wie weiter oben beschrieben wurde. Das hat die Beseitigung der Krankheitsdisposition, eine Steigerung der Immunkraft usw. zur Folge.

Bei der Nachkontrolle sollten wir an den erprobten und bewährten homöopathischen Grundsatz ABWARTEN UND BEOBACHTEN denken. Häufig ist es besser, abzuwarten und dem Organismus Zeit zu geben. Ernstere, hartnäckige und langfristige Fälle von chronischer Erkrankung erfordern Geduld. Sie werden vielleicht nur langsam auf die Behandlung ansprechen, und in sehr schwierigen Fällen mit seit langem bestehenden und tief sitzenden chronischen Beschwerden sollten dem Organismus mehrere Monate Zeit gelassen werden, um wirkliche Anzeichen von Besserung zu zeigen (siehe das Fallbeispiel auf Seite 131). Wir dürfen auch nicht vergessen, dass manchmal Menschen in sehr fortgeschrittenen Stadien von schweren Erkrankungen in ihren lebenswichtigen Organen zu uns kommen. Wenn ihre Vitalität bereits sehr schwach ist, kann die Krankheit nicht geheilt werden. Eine Fluxdilution in einer tieferen Potenz (C40) wird jedoch ihre Lebensqualität nicht nur in spiritueller, sondern auch in seelischer und körperlicher Hinsicht verbessern.

Zusammenfassung für Nachkontrollen

1. Lassen Sie den Patienten über seine gegenwärtige Verfassung Bericht erstatten.

2. Vergleichen Sie *jedes* bei der Erstkonsultation registrierte Symptom oder Problem einzeln mit dem gegenwärtigen Zustand dieses Symptoms, das heißt, ob es verschwunden ist, noch weiter besteht, sich gebessert oder verändert hat usw.

3. Vermerken Sie die Fortschritte seit Anwendung der Fluxdilution bis zum gegenwärtigen Zeitpunkt. Vergewissern Sie sich generell, wie der Patient sich fühlt.

4. Stellen Sie fest, ob Symptome vom Zentrum nach außen weggehen oder nicht.

   • Wenn der Fall Herings Gesetzen folgt, dann empfehlen Sie keine weitere Fluxdilution. Erklären Sie, dass es nötig ist *abzuwarten* und dass die Entwicklung langfristig in dieser Richtung weitergehen kann.

- Wenn Symptome schlimmer geworden sind, die sich vorher durch die Behandlung gebessert hatten, oder wenn psychische oder physische Symptome (Beschwerden) zurückkehren, die während der Behandlung bereits verschwunden waren, und diese weiter bestehen bleiben, dann empfehlen Sie die Anwendung einer Fluxdilution in einer höheren Potenz – gewöhnlich doppelt so hoch wie die vorherige.

5. Wenn ein altes Symptom wieder auftaucht, das der Patient irgendwann früher einmal durchgemacht hat, dann überprüfen Sie durch Vergleich mit den Aufzeichnungen oder durch Fragen, ob es sich dabei wirklich um die Manifestation eines früheren Symptoms handelt. Wenn dies der Fall ist und gleichzeitig die Besserung der innerlich lokalisierten Beschwerden weitergeht, dann warten Sie ab und verwenden im Augenblick keine weitere Fluxdilution.

6. Vereinbaren Sie einen Termin für die nächste Nachkontrolle, zum Beispiel in zwei oder vier Monaten, wenn sich die Dinge in der richtigen Weise weiterentwickeln. Erinnern Sie den Patienten daran, dass Sie telefonisch erreichbar sind, falls er sich über irgendeinen Aspekt in seiner Entwicklung nicht sicher ist.

Telefonische Konsultationen sind ein normaler Bestandteil von homöopathischer und autopathischer Behandlung.

TEIL III

Autopathie in der Praxis – Fallgeschichten

Die Bedeutung von medizinischen Tests

Laboruntersuchungen, Computertomographien (CTs) und andere auf medizinischen Geräten basierende Methoden können, obwohl dies nicht unbedingt notwendig ist, gemeinsam mit dem subjektiven Eindruck des Patienten und der eigenen Überwachung dazu genutzt werden, um festzustellen, ob ein Fall weitere Fortschritte macht oder nicht. Ihre Bedeutung liegt hauptsächlich darin, einen chronisch kranken Patienten sowie ihm nahe stehende Menschen (Eltern, Lebenspartner usw.) davon zu überzeugen, dass die Autopathie tatsächlich eine positive Wirkung hat und dass sich dies objektiv nachweisen lässt. Testergebnisse können auch einen Rückfall anzeigen – den Punkt, an dem die Besserung aufgehört hat und wo es vorteilhaft ist, noch einmal eine Fluxdilution anzuwenden.

Fallbeispiel

Eine junge Frau, die einige Jahre zuvor an einer Leberentzündung gelitten hatte, hat weiterhin schlechte Werte bei Lebertests zu verzeichnen. Seit zwei Jahren hat sie regelmäßig Medikamente eingenommen. Seit kurzem erlebt sie Hitzewallungen zum Kopf mit gelegentlichen Empfindungen von starker Hitze, wenn sie sich innerhalb eines Raumes befindet. Während der Menstruation tut ihr die rechte Niere weh und sie hat Schmerzen, besonders im rechten Eierstock. Vor anderthalb Jahren hatte sie eine akute Entzündung der Gebärmutter und des Blinddarms. Seitdem ihr Steroidhormone verschrieben wurden, hat sie zugenommen. Wenn sie sich ärgert, bekommt sie einen Wutanfall und der Magen tut ihr weh. Sie hat niedrigen Blutdruck. Sie fühlt sich unwohl, wenn sie mit dem Bus fährt.

Ich empfehle ihr ein homöopathisches Mittel. Nach zwei Monaten berichtet sie Folgendes: Die Ergebnisse der Lebertests haben sich verschlechtert, und sie hat angefangen, an Kopfschmerzen zu leiden. Sie fühlt sich noch erschöpfter als vorher und bricht häufig in Tränen aus, wenn sie geistig erschöpft ist. Die Hitzewallungen sind nicht weggegangen. Sie hat wiederholt Schmerzen im Leberbereich. Mit anderen Worten – eine allgemeine Verschlimmerung. Im Grunde ist die Behandlung nicht wirksam. In dieser Situation ist es in der Homöopathie oft erforderlich, eine Reihe von sorgfältig ausgewählten Arzneimitteln zu verschreiben und abzuwarten, auf welches von ihnen es eine therapeutische Reaktion gibt. Zu diesem

Zeitpunkt hatte ich bereits ermutigende Erfahrungen mit der Autopathie gemacht und empfahl eine *Fluxdilution* in der Potenz C200.

Zehn Tage nach Anwendung der Fluxdilution ließ sie weitere Lebertests machen, die eine deutliche Besserung zeigten. Die Erschöpfung verschwand, ihr geistiges Gleichgewicht kehrte zurück. Nachfolgend die Zahlenwerte aus ihren Lebertests:

	ALT	AST
kurz vor Autopathie	2.57 (norm. bis 0.73)	1.80 (norm. bis 0.66)
Juni	1.51	1.24
Juli	1.47	keine Angaben
August	1.61	1.18
September	1.31	0.85
Oktober	1.29	0.94

Wir sehen, dass sich ihr Gesundheitszustand und die allgemeine Gefühlslage gebessert haben. Nach Anwendung der Fluxdilution kommen ihre Leberwerte, mit leichten Schwankungen, schrittweise näher an die obere Grenze des Normalzustandes heran, was eine deutliche Besserung anzeigt. Die Patientin nimmt immer noch keine konventionellen Arzneimittel ein. Die Umkehrsymptome einiger früherer Beschwerden sind kurz wieder aufgetaucht, darunter Schmerzen im rechten Eierstock, Schmerzen in der rechten Nierengegend und bei einer Gelegenheit im Juni Kopfschmerzen. Im Gegensatz zu früher hat sie sich seit Beginn der Behandlung wohl gefühlt. Die chronischen Schmerzen in der Leber- und Nierengegend sind weggegangen, ihre Energie ist zurückgekehrt, die Magenschmerzen sind verschwunden. Im September hatte sie eine Woche lang eine Erkältung, nur morgens nach dem Aufstehen, mit Niesen, das war ein altes Symptom; sie war früher wegen einer Allergie behandelt worden, die sich auf die gleiche Weise geäußert hatte. Sie hat nun bereits seit einigen Monaten keine Medikamente mehr eingenommen. Sie ist ruhiger, ausgeglichener und sieht besser aus. Seit mehreren Monaten hat sie keine Hitzewallungen mehr. Sie hat etwas abgenommen, früher war sie unattraktiv durch ihr Übergewicht. Sie sieht jetzt hübscher als vorher aus. Besonders bei Frauen habe ich festgestellt, dass sie nach ein paar

Monaten autopathischer Behandlung häufig viel besser aussehen. Dies ist nicht nur eine oberflächliche Beobachtung: Sie haben einen gesünderen Gesichtsausdruck, eine bessere Hautqualität, sie sind ruhiger, haben eine entspanntere Körpersprache und ein unverkrampfteres Verhalten – im Wesentlichen ist es der Gesamteindruck.

Wenn sich die Testergebnisse wieder zu verschlechtern beginnen, nachdem sie sich mit der Fluxdilution verbessert haben, und die Verschlechterung hält über Wochen an, dann könnte dies ein Zeichen dafür sein, dass eine neue Fluxdilution in einer höheren Potenz benötigt wird.

Eine ziemlich unerwartete Entwicklung trat ein, als die Testergebnisse bei einem 27-jährigen Mann überprüft wurden. Eine zufällige Messung seines Blutdrucks hatte vor kurzem die Werte 150/105 ergeben, was über der Norm liegt. Auch bei längerer und anstrengender körperlicher Betätigung (wie zum Beispiel mit dem Rad rasch bergauf fahren) spürte er gelegentlich einen Schmerz in der Herzgegend und einen unregelmäßigen Puls, wobei der Schmerz stets noch während der körperlichen Aktivität oder danach verschwand. Die kardiologische Untersuchung brachte keinen Befund. Zwei Tage nach Anwendung einer Fluxdilution in der Potenz C200 maß er seinen Blutdruck, der 139/90 war – ein normaler Wert. Am dritten Tag war sein Blutdruck 120/80 und ist seither weiter normal geblieben. Bei anstrengender körperlicher Aktivität empfand er kein unangenehmes Gefühl im Herzbereich und hatte keinen unregelmäßigen Herzschlag mehr. Nach ein paar Monaten hatte er keinerlei Beschwerden mehr. Ich sollte jedoch darauf hinweisen, dass dieser Mann seit vielen Jahren in homöopathischer Therapie gewesen war und als Erwachsener niemals konventionelle Medikamente eingenommen hatte. Trotz seiner Probleme war seine Vitalität sehr gut. In den meisten Fällen dauert es länger, manchmal bis zu vielen Monaten, ehe sich positive Ergebnisse bei Menschen mit Bluthochdruck zeigen (besonders bei Menschen mit einer sehr tief sitzenden alten Erkrankung, bei älteren Leuten und bei Personen, die blutdrucksenkende Medikamente einnehmen).

Chronisches Ekzem

Im Jahre 2002 kamen viele Leute zu mir, die mich um die Heilung eines Ekzems bei sich selbst oder ihren Kindern baten, ohne dass ich dafür als mein Spezialgebiet oder Therapieprogramm geworben hätte. Ich vermute, dass die bereits erwähnte Fernsehsendung etwas damit zu tun haben könnte. Darin kam auch ein Mädchen vor, das ich dauerhaft von einem schweren atopischen Ekzem geheilt hatte. Alle diese Personen hatten bereits die allgemein üblichen Medikamente ausprobiert, bevor sie mich aufsuchten. Natürlich ist ein Ekzem niemals ein Einzelsymptom. Es liegen auch immer andere chronische Probleme vor, die von einer größeren oder kleineren Disharmonie im höheren schöpferischen Bereich herrühren. Da die Autopathie niemals die Krankheit, sondern den ganzen Menschen heilt (vgl. Hahnemann) und dabei nach Herings Gesetzen vorgeht (das heißt, vom Zentrum nach außen), müssen wir uns immer zuerst den tieferen Problemen zuwenden und können erst dann zum Ekzem kommen, das an der Peripherie, auf der Haut des Patienten liegt.

Eine sehr schlanke 33-jährige Frau mit gerötetem Gesicht, die an zwei Universitäten einen Abschluss gemacht hatte und eine begeisterte Skiläuferin war, berichtete mir die folgende Geschichte: atopisches Ekzem seit dem Alter von einem Jahr, als es am schlimmsten war. Ihr ganzes Leben lang war sie mit Kortikoiden, Salben und Pillen behandelt worden. Das Ekzem ist über den ganzen Körper und im Gesicht verbreitet, scharlachrote Flecken, trockene Haut, Schuppen, Jucken, manchmal kratzt sie sich, bis es blutet. Es ist schlimmer vom Herbst bis zum Frühjahr und sehr trocken. Es verschlimmert sich immer durch Stress und innere Unruhe.

Seit dem Alter von einem Jahr hat sie auch an Allergien gelitten; entsprechende Tests haben ergeben, dass sie allergisch auf Heu, Pollen, Milben und Hausstaub ist. Zusätzlich zu dem Ekzem äußert sich dies als Heuschnupfen während der Zeit des Pollenflugs.

Einmal in der Woche hat sie starke Kopfschmerzen und muss eine Schmerztablette nehmen. Sie ist sehr empfindlich gegenüber Kälte, obwohl sie auch auf überhitzte Räume schlecht reagiert.

Anderthalb Monate später berichtete sie mir Folgendes: Kurz nach dem Besuch bei mir wendete sie eine Fluxdilution in der Potenz C120 an. Sofort am nächsten Tag verschlimmerte sich das Ekzem, wurde röter und juckte mehr; sie fühlte sich, als hätte sie eine Grippe. Sie war auch erkältet. Gleich zu Anfang ersetzte sie die medizinische Steroidsalbe durch eine nicht verschreibungspflichtige Creme. Die Tabletten nahm sie weiter. Das Ekzem behielt in etwa seine ursprüngliche Form (so als würde sie die medizinische Salbe weiter benutzen), doch die Kopfschmerzen besserten sich erheblich. Sie musste keine Tabletten mehr nehmen, um jede Woche den Schmerz zu bekämpfen. Seit Anwendung der Fluxdilution musste sie kein einziges Mal mehr Zuflucht zu Tabletten suchen. In den anderthalb Monaten hat sie nur einmal Kopfweh gehabt, und selbst das war leicht.

Sieben Monate nach Einnahme der Fluxdilution: Seit ungefähr drei Monaten war keine Spur des Ekzems mehr auf ihrem Gesicht zu sehen. Jeder kann sich vorstellen, wie wichtig eine solche Veränderung für die junge Frau gewesen sein muss. Das Ekzem war auch fast vollständig von Hals und Brust verschwunden. Es bestand nur noch weiter an den Ellbogen und Knien, wo es auch während ihres ersten Lebensjahres aufgetreten war. Mit dem Ekzem verschwanden die Gefühle von Nervosität. Sie litt nicht mehr an Kopfschmerzen und hatte trotz der Pollensaison keinerlei allergische Reaktion gehabt! Sie war sehr glücklich und zufrieden.

Die Rückkehr des feinstofflichen schöpferischen Prinzips zu seiner richtigen Funktionsweise hatte dazu geführt, dass sich die gesundheitlichen Probleme vom Zentrum nach außen zurückzogen: Zuerst waren die Kopfschmerzen verschwunden, gefolgt vom Heuschnupfen und schließlich dem Ekzem, das vom Kopf her, also von oben nach unten verschwand.

Die Frage kommt mir in den Sinn: War dies ein Heilmittel für Kopfschmerzen, Ekzem und Heuschnupfen? Die Antwort ist einfach: Nein, ganz und gar nicht. Es war ein Heilmittel für das spirituelle feinstoffliche Prinzip dieser Frau. Dieses Prinzip beherrscht alles im Menschen. Wir können nur vermuten, dass das Karma dieser Frau, ihre Gedanken und Handlungen in diesem oder früheren Leben, überdurchschnittlich gut gewesen ist. Dies ist die einzige Erklärung dafür, wie Probleme, die seit dreißig Jahren, fast seit der Geburt bestanden hatten, sich so schnell im Laufe nur eines halben Jahres nach einer einzigen Anwendung einer Fluxdilution zurückziehen konnten.

Ein zehn Monate altes kleines Mädchen hat ein Ekzem im Gesicht und überall am Körper mit Ausnahme des Rückens. Es hat während ihres zweiten Lebensmonates auf ihren Augenlidern angefangen und dann das Gesicht befallen, ehe es sich auf den Bauch und die Gliedmaßen ausbreitete. Die

Haut ist in der typischen Weise gerötet, an einigen Stellen ist sie trocken und schuppig, an anderen ist der Ausschlag feucht. Das Ekzem juckt stark; das Mädchen kratzt sich viel, sogar im Schlaf, und macht das Ekzem dadurch schlimmer. Nachts schläft sie nicht und schreit. Der Zustand bessert sich draußen bei kühlem Wetter, verschlimmert sich aber durch Baden. Das Mädchen ist äußerst geräuschempfindlich; wenn jemand hustet oder draußen ein Hund bellt, schreit sie. Sie hat das ständige Bedürfnis, auf den Arm genommen und beruhigt zu werden. Sie kann nicht ertragen, allein zu sein, und kann nicht für sich in einem Zimmer schlafen. In ihren Armbeugen bilden sich kleine, übel riechende weiße Pusteln. Ihre Mutter sagt mir, dass sie in ihrer Entwicklung ziemlich zurückgeblieben ist und mit ihren zehn Monaten noch nicht krabbeln kann. Ich empfehle ein homöopathisches Heilmittel.

Zwei Monate nach Verabreichung des Heilmittels berichtet mir die Mutter, dass sich das Ekzem wesentlich gebessert hat. Das Mädchen schreit nachts nicht mehr. In den Armbeugen bilden sich keine übel riechenden Pusteln mehr. Sie läuft und kann sich allgemein viel besser bewegen.

Ein weiterer Monat vergeht, und ich höre von ihrer Mutter: „Alles ist bestens!" Der Hautausschlag ist kaum noch sichtbar; sie kratzt sich nicht mehr im Gesicht, nur noch an den Händen und Beinen. Das Ekzem geht ohne weiteres Eingreifen weg.

Einen Monat später verschlimmerte sich das Ekzem wieder. Das homöopathische Heilmittel wurde in der gleichen Potenz und zwei Monate später in einer höheren Potenz wiederholt. Erneut zog sich das Ekzem zurück, diesmal aber langsamer als vorher. Fünf Monate nach Verabreichung des Heilmittels hielt es sich noch in den Gelenkbeugen der Ellbogen und Knie. Nachts kratzte sie sich noch. Nun erhielt sie eine *Fluxdilution* in der Potenz C120. Fünf Tage danach bekam sie am ganzen Körper Pickel, die dann im Laufe einer Woche verschwanden. Das Ekzem blieb nur unter den Knien bestehen. Manchmal kratzte sie sich an Stellen wo das Ekzem bereits verschwunden war.

Nachkontrolle ein halbes Jahr später: Das Ekzem ist völlig verschwunden. Kein Kratzen mehr. Das Mädchen spricht gut und macht gute Fortschritte. Es kann jetzt auch allein in einem Zimmer zu sein.

Ein weiterer Fall: Wieder ein zehn Monate altes Mädchen mit einem Ekzem, seitdem sie drei Monate alt ist. Sie kratzt sich fürchterlich, das Gesicht ist wund gerieben, obwohl sie mit einer Reihe von Medikamenten behandelt wird. Im Laufe der vergangenen zwei Monate hatte sich das Ekzem leicht gebessert, obwohl sich während dieses Zeitraums ihre Bronchien entzündet hatten. Sie hustete und keuchte ständig, ihr Rachen war voller Schleim, wodurch sie nachts aufwachte. Ihre Mutter ist Asthmatikerin und besorgt, weil sie irgendwann in ihrem Leben eine ähnliche Aufeinanderfolge von Symptomen durchgemacht hatte, das heißt, Ekzem gefolgt von chronischer Entzündung der Bronchien und dann Asthma. Manchmal ging der Husten des Mädchens fort, nur um eine Woche später wieder zurückzukommen. Zusätzlich erbrach sie sich häufig und hatte schon seit langem entsprechend gelitten.

Die Mutter gab dem Kind eine *Fluxdilution* in der Potenz C200.

Nachkontrolle einen Monat später: Der Husten hat sich sehr gebessert und das Erbrechen hat völlig aufgehört. Das Ekzem (ein peripheres Problem) muss sich noch verändern.

Nachkontrolle weitere vier Monate später: Dem Kind geht es gut; es hat kein Ekzem mehr, erbricht sich nicht und hustet nicht.

Ein weiterer Fall: Ein Baby (Mädchen) wurde von einem atopischen Ekzem befallen, direkt nachdem es aus der Entbindungsklinik nach Hause kam. Innerhalb einer Woche war sein ganzer Körper davon bedeckt. Eine intensive schulmedizinische Behandlung war wirkungslos geblieben. Mit vier Monaten wurde das Kind in meine Sprechstunde gebracht. Es kratzte sich, bis es blutete; die Eltern mussten ihm nachts die Ärmel zunähen, um es am Kratzen zu hindern. Der Juckreiz war heftig und das Kind schrie den ganzen Tag über. Ich empfahl ein homöopathisches Heilmittel, was jedoch sehr schwierig für Babys zu verordnen ist, da ihre Persönlichkeitsmerkmale noch nicht genügend entwickelt sind, um eine genaue Verordnung zu ermöglichen. Man muss verschiedene Heilmittel ausprobieren.

Nachkontrolle einen Monat später: Nichts hat sich verändert, jetzt hat das Kind aufgehört, nachts zu schlafen. Es schreit die ganze Nacht über, jammert und keucht und kratzt sich.

Nachkontrolle zwei Monate später: Das Kind schläft immer noch sehr schlecht und manchmal überhaupt nicht. Das Ekzem verändert sich von einem sehr schlimmen zu einem besseren Zustand, jedoch nicht zufrieden stellend. Das Kind kratzt sich während der Nacht. Ich empfehle eine *Fluxdilution* in der Potenz C40.

Nachkontrolle drei Monate später: Am zweiten Tag nach Verabreichung der Fluxdilution hatte sich das Ekzem sichtlich verschlimmert. Das Kind wirkte offenbar jedoch heiterer. Am nächsten Tag schlief es viel besser, und nach einer Woche schlief es die ganze Nacht durch, was vorher noch nie passiert war. Die Mutter sagte, dass es in den letzten paar Monaten nur eine halbe Stunde während des Tages und eine halbe Stunde in der Nacht geschlafen und die übrige Zeit geschrien habe. Drei Monate später hatte sich auch das Ekzem sehr gebessert. Das Mädchen wirkte glücklich und aktiv. Nachkontrolle nach fünf Monaten: Gar kein Hautausschlag mehr im Gesicht, etwas am Hals. Sonst war der Hautausschlag nur an den Fingern und Füßen sichtbar gewesen. Sie schläft nachts, wacht auf, um zu trinken, und schläft dann wieder ein. Ich empfehle eine *Fluxdilution* in der Potenz C120.

Nachkontrolle sechs Monate später: Reizbarkeit nach Einnahme des Mittels, am nächsten Tag kehrte das Ekzem im Gesicht zurück und verschwand wieder am folgenden Tag. Es besteht nur noch an den Beinen. Das Kind machte eine schwere Erkältung durch.

Nachkontrolle neun Monate später: Gesicht und Körper sind völlig glatt. Manchmal taucht kurz ein leichter rötlicher Fleck auf und verschwindet dann wieder. Der Schlaf ist normal.

Noch ein letzter Fall eines Ekzems: *Ein siebenjähriges Mädchen,* lebhaft und kommunikativ, hatte ein Ekzem unter den Knien, in den Mulden der Ellbogen und am Hals. Es juckte stark. Wenn jemand das Mädchen liebevoll berührte, begann sie sich sofort zu kratzen. Dieser Zustand hielt an, seitdem sie sechs Wochen alt war. Ihre Eltern hatten sie nur mit Naturheilmitteln und Akupressur behandeln lassen. Dies hatte früher einmal geholfen, aber jetzt nicht mehr. Das Mädchen war freundlich, einfühlsam und übersensibel. Sie weinte oft. Man hatte mehrere Allergien bei ihr festgestellt: Nach dem Verzehr eines Mohnkuchens hatte sie Atemnot gehabt und auf Schokolade mit einem Hautausschlag reagiert. Sie lebte auf dem Land und war auch allergisch gegen Hunde und Pferde. Wenn sie einen Hund streichelte, bekam sie einen Hautausschlag und ihr Gesicht schwoll an. Sie mochte Tiere sehr gern. Ich empfahl eine *Fluxdilution* in der Potenz C120.

Nachkontrolle einen Monat später: Ihr Gesicht hatte sich nach der Einnahme leicht gerötet und blieb so bis zum Abend. Nach vier Tagen verschlimmerte sich das Ekzem an ihren Beinen mehrere Tage lang. Danach waren noch einige Symptome aufgetreten, doch nach einem Monat hatte sich das Ekzem sehr stark gebessert. Sie weinte auch viel weniger als vorher, wie ihr aufmerksamer Vater bemerkt hatte.

Nachkontrolle vier Monate später: Bis vor kurzem, den ganzen Sommer hindurch, hatte sie überhaupt keine Probleme mehr gehabt. Ihr Zustand hatte sich vorher im Sommer immer verschlimmert. Sie hatte keine Reaktion mehr auf Hunde gezeigt. Nun aber war das Ekzem in der Mulde ihres Ellbogens wieder aufgetaucht. Mein Rat lautete: ABWARTEN.

Ich hielt die leichte Rückkehr des Ekzems zu einem Zeitpunkt, wo ihr Zustand ansonsten durch eine Besserung in ihrer Psyche und bei ihren Allergien gekennzeichnet war, für einen Ausdruck des sechs Jahre alten Symptoms in Übereinstimmung mit Herings Gesetz *von innen nach außen"* – oder: Während sich die inneren Umstände bessern, können sie sich an der Oberfläche weiter verschlimmern, bis der Organismus völlig geheilt ist.

Nachkontrolle sechs Monate später: Diese fand nicht mehr statt. Die Mutter rief nur an und teilte mit, dass sie nicht zu dem vereinbarten Termin kommen würden, da ihre Tochter keinerlei Probleme mehr hätte, die wir besprechen müssten.

Ein Fall von tief sitzenden alten Problemen

Manchmal kommt es vor, dass ein Problem sehr tief in der Geschichte des Organismus angesiedelt ist – ein Faktor, der größere Strukturwandlungen bei den betroffenen Organen hervorruft. Erste Nachkontrollen könnten nahe legen, dass das Heilmittel nicht wirkt oder nur eine sehr begrenzte Wirkung hat. Die Probleme bleiben für eine ungewöhnlich lange Zeit bestehen. Der Organismus muss zuerst die tiefer liegenden Probleme in Ordnung bringen – und diese können wir nicht erkennen, weil sie im Karma, im spirituellen Bereich oder manchmal auch tief in der Psyche lokalisiert sind. Wenn das der Fall ist, dann ist es am besten abzuwarten.

Ein schlanker 23-jähriger Mann, groß und von sportlicher Erscheinung. Asthma. Die Asthmaanfälle allergischen Ursprungs begannen, als er fünf Jahre alt war. Anfangs traten sie nur saisonbedingt, im Frühling, und in Verbindung mit Heuschnupfen auf. Später dehnten sie sich auf das ganze Jahr aus. Die Asthmaanfälle werden durch die Medikamente abgeschwächt, die er täglich benutzt; im Augenblick nimmt er drei Arten von Tabletten und ein Spray bei akuten Anfällen. Die offizielle Diagnose in den letzten fünf Jahren lautete *Bronchialasthma* – eine Kondition, die seine Ärzte für unheilbar halten. Ein weiteres Problem ist seine mit einer Erwartungsspannung verbundene Nervosität, die sich an jeder Vereinbarung, einem Treffen, einer Prüfung usw. festmachende Angst. Es ist auch ein Anlass zur Beunruhigung für ihn, dass er Probleme hat, Beziehungen herzustellen, und keine Freundin hat. Er ist Techniker und arbeitsmäßig sehr eingespannt. Er raucht ein wenig, zwei Zigaretten pro Tag, doch an Wochenenden bis zu einem Päckchen pro Tag. Durchschnittlich dreimal pro Jahr bekommt er eine Grippe, die von Fieber begleitet ist. Am Tage nach seiner Grippeschutzimpfung bekam er einen regelrechten Grippeanfall und musste mehrere Tage im Bett bleiben. Er steckte sich genauso häufig wie vorher mit Grippe an. Seit kurzem leidet er an Schlafproblemen. Es fällt ihm schwer einzuschlafen, Probleme bei der Arbeit gehen ihm durch den Kopf. Wenn es ihm gelingt, nach einer Stunde oder noch später einzuschlafen, dann wacht er um vier Uhr früh auf und kann zwei Stunden lang nicht mehr einschlafen. Dann muss er aufstehen, um zur Arbeit zu gehen.

Ich empfahl ein homöopathisches Heilmittel. Danach besserte sich sein Schlaf vier Monate lang und gleichzeitig damit seine geistige Verfassung.

Er sagte, dass er mit Stress-Situationen nun besser umgehen könne. Das Asthma blieb im Wesentlichen jedoch unverändert. Die Anfälle kamen in der Regel, nachdem er zu Bett ging oder während der Nacht, aber auch während des Tages. Er nahm die Medikamente in Form von Tabletten nicht mehr und benutzte nur noch das Spray bei akuten Anfällen. Er begann stärker zu rauchen.

Ein halbes Jahr nach seinem ersten Besuch erzählte er mir, dass er nun mit einer Freundin zusammenlebe und dass sich sein Selbstvertrauen gebessert habe. Das Asthma war ungefähr genauso wie vorher. Sein Schlaf war gut.

Das homöopathische Heilmittel, das ein zweites Mal in einer höheren Potenz verabreicht wurde, führte zu einer kurzzeitigen Besserung beim Asthma. Ein Jahr später benutzte er das Spray jedoch jede Nacht, wenn er zu Bett gegangen war, um den Asthmaanfällen vorzubeugen. Seit einiger Zeit litt er auch an Rückenschmerzen. Anderthalb Jahre nach Behandlungsbeginn empfahl ich ihm eine *Fluxdilution* in der Potenz C400. Ich wählte die höhere Potenz, weil ich die Vitalität des jungen Mannes für sehr gut hielt, die Probleme für relativ leicht (Asthma ist nicht bedrohlich), dabei aber sehr tief in der Vergangenheit verwurzelt. Folglich war eine lange wirksame Potenz erforderlich.

Nachkontrolle drei Monate nach Anwendung der Fluxdilution: Das Asthma hatte sich leicht verschlimmert; er musste das Spray inzwischen nicht nur vor dem Einschlafen, sondern auch mehrmals während der Nacht benutzen. Kurz nach der autopathischen Anwendung hatte er auch einige Male während des Tages Asthmaanfälle gehabt (eine Verschlimmerung infolge der Autopathie, die tatsächlich bessere Zeiten für die Zukunft ankündigte). Die Anfälle während des Tages gingen nach einer Woche vorbei.

Nachkontrolle fünf Monate nach Anwendung: Seine ersten Worte lauteten: „Mir geht es besser." Er schläft problemlos ein, schläft sieben Stunden durch und ist während des Tages nicht müde. Vorher hatte er ein größeres Schlafbedürfnis. Sein Rücken tut ihm nicht mehr weh. In der letzten Zeit hatte er gar keine Asthmaanfälle und keine Medikamente mehr genommen. Während der gesamten zwei Jahre der Behandlung hatte er sich kein einziges Mal eine Grippe geholt. Wie vorher raucht er zwei bis zwanzig Zigaretten pro Tag.

Chronische Darmentzündung

Ein Mann kurz vor der Pensionierung. Er suchte mich auf, weil er an Angstzuständen litt, während denen er schwitzte, Atemprobleme hatte und nicht fähig war, irgendetwas zu tun. Er fürchtete sich vor Menschen. Zusätzlich hatten sich im Laufe der letzten paar Monaten seine Schwierigkeiten durch Darmprobleme noch verstärkt. Er hatte Schmerzen im linken Bauchbereich, starke Blähungen, einen Reizdarm und häufig einen wässrigen Stuhl mit Blut. Er machte sich große Sorgen wegen Krebs, da sein Vater an Darmkrebs gestorben war.

Nach einer homöopathischen Behandlung hatte er zwei Jahre lang eine deutliche Besserung bei all seinen Symptomen erlebt, obwohl immer noch die Neigung bestand, in die alten Probleme zurückzufallen. Die jeweilige Besserung, die häufig viele Monate anhielt, war nur vorübergehend und erlangte nie den Grad einer vollständigen Heilung. Blut tauchte nicht wieder in seinem Stuhl auf. Nach mehr als zweijähriger Behandlung sagte er mir, dass sein Bauch wieder angefangen habe zu schmerzen und blubbernde Geräusche mache. Er hatte wieder mehr flüssigen Stuhlgang und Blähungen, mehr Angst und weniger Energie. Aus keinem ersichtlichen Grund nahm er ab. Das homöopathische Heilmittel wirkte nicht mehr. Da der Kern seiner Probleme in der Psyche lag – Angst, das Gefühl, das Leben gerate außer Kontrolle usw. –, empfahl ich eine *Fluxdilution* in der hohen Potenz C400.

Nach anderthalb Monaten gab er mir die folgende Rückmeldung: Die Darmprobleme waren rasch verschwunden. Einige Tage hatte er unter Depressionen gelitten, doch jetzt war er nicht mehr beunruhigt und hatte keine Ängste mehr.

Zwei Monate später erhielt ich die Mitteilung von ihm, dass sich sein Gefühl von Gesundheit noch weiter verstärkt habe. Er ist ein ausgebildeter Homöopath, der vorher seine Zweifel über Autopathie hatte. Heute sagt er, dass seine Bedenken zerstreut worden seien.

Fortgeschrittenes Alter

Eine 82-jährige Dame mit einem lebenslangen Interesse an Spiritualität und alternativen Therapien. Eine Reihe von schweren Erkrankungen: Diabetes, ischämische Herzkrankheit, Schmerzen in der Gallenblase. Sie litt auch an sehr starken Blähungen. Schlechte Verdauung, Gefühl von einem schweren Gewicht im Bauch, wie ein Stein. Ständige Schmerzen und Krämpfe in den Beinen, dagegen verwendete sie aufgebrühte Minze. Hitzewallungen, die ihr viele Sorgen bereiteten, bis zu viermal am Tag. Ganz unvermittelt wurde sie rot und begann reichlich zu schwitzen. Sie litt an niedrigem Blutdruck; bei der letzten Messung war er 120/60 gewesen und manchmal sogar noch niedriger. Sie fühlte sich müde und erschöpft. Ich empfahl eine *Fluxdilution* in der Potenz C20, und wir vereinbarten, dass sie nach fünf Wochen wieder zu einer Nachkontrolle kommen würde. Als sie dann kam, stand sie erst seit elf Tagen unter der Wirkung der Fluxdilution, denn sie hatte die Herstellung lange aufgeschoben. Sie sagte mir, dass sich nicht viel verändert habe. Das ist nicht ungewöhnlich – und fast immer entwickelt sich das anschließende Gespräch wie nachfolgend beschrieben.

Ich schaute mir die Aufzeichnungen über das Anfangsstadium ihrer gesundheitlichen Verfassung an und fragte sie: „Wie sind die Schmerzen in Ihren Beinen und die Krämpfe?" Antwort: „Viel besser als vor der Anwendung des Mittels." – Frage: „Und wie steht es mit den Hitzewallungen?" Antwort: „Viel seltener, vielleicht ein Viertel ihrer früheren Häufigkeit." – Frage: „Was ist mit dem Stein in Ihrem Bauch?" Antwort: „Die schlechte Verdauung und das Gefühl von Schwere im Bauch sind viel besser." – Frage: „Was ist mit Ihrem Blutdruck?" Antwort: „Gestern hatte ich 130/60" (Besserung). – Frage: „Und wie sieht es mit Ihrer Müdigkeit aus?" Antwort: „Viel besser. Gestern habe ich mich nicht einmal müde gefühlt." – Frage: „Und die Blähungen?" Antwort: „Ich habe keine mehr."

Nachkontrolle drei Monate später: Sie macht den Eindruck, in guter geistiger und körperlicher Verfassung zu sein. Alle Verbesserungen hatten sich weiter verstärkt. Wie vorher nimmt sie weiterhin eine Reihe von Medikamenten, die ihr von ihren Ärzten seit vielen Jahren empfohlen wurden.

Ein weiterer Fall einer 82-jährigen Frau: Sie spritzt seit zwanzig Jahren Insulin und nimmt Medikamente für ihr Herz (sie hatte vor zwanzig Jahren einen Herzanfall), für den Schlaf und für viele andere Probleme.

Sie sucht gewissenhaft schulmedizinische Ärzte auf und hat auch zehn Jahre lang eine homöopathische Therapie mitgemacht. Vor Beginn der homöopathischen Therapie verbrachte sie regelmäßig jedes Jahr mit irgendeiner schweren Erkrankung einige Zeit im Krankenhaus. Seit Beginn der homöopathischen Parallelbehandlung ist sie nur noch einmal im Krankenhaus gewesen. In der letzten Zeit hatte sie darüber geklagt, dass sie Energie verliere und nachts nicht einschlafen könne, selbst wenn sie eine Schlaftablette nehme. Folglich fühlte sie sich während des Tages sehr müde und schläfrig. Ich empfahl ihr, sich eine *Fluxdilution* in der Potenz C40 herzustellen. Nach vierzehn Tagen war sie sichtlich lebhafter und lächelte häufig. Sie sagte, dass sie jetzt oft ohne die Hilfe einer Tablette einschlafe (sehr ungewöhnlich) und gut schlafe. Während des ganzen Tages ist sie nicht müde. Einen Monat später zeigte sie weitere Anzeichen der Besserung. Sie erzählte, dass sie ihre Wohnung anstreichen lasse – etwas, was sie vorher immer mit dem Argument aufgeschoben hatte, es würde sich nicht mehr lohnen.

Ein Fernfahrer

Ein robuster Mann um die fünfzig mit deutlich hervortretenden dunklen Augenringen. Er fühlt sich geschwächt; seine Frau erzählte mir, er habe ihr kürzlich gesagt, dass er bald sterben würde. Unmittelbar nach dem Essen muss er den Darm entleeren und sein Stuhlgang ist flüssig. Er hat hohen Blutdruck (180/110), obwohl er schon lange Tabletten dagegen nimmt. Sein Rücken und seine Beine tun ihm weh, die Beine besonders beim Fahren. Er spezifiziert, dass es die Venen sind, die ihn schmerzen. Bei längeren Fahrten bekommt er einen Krampf im Bein und muss anhalten, aussteigen und eine Pause machen. Er raucht vierzig Zigaretten am Tag. Ich empfahl eine *Fluxdilution* in der Potenz C80.

Nachkontrolle vier Wochen später: Vier Tage nach Einnahme der Fluxdilution hatte er zwei Tage lang Kopfschmerzen. Danach hat sich alles gebessert. Er fühlt sich nicht mehr geschwächt. Nach dem Essen muss er nicht mehr zur Toilette gehen, sein Stuhlgang ist nicht mehr flüssig. Sein Rücken tut nicht mehr weh, die Schmerzen in den Venen haben sich verringert; auf langen Fahrten hat er keinen Krampf mehr im Bein. Er hat seinen Blutdruck nur einmal gemessen, kurz nach Anwendung der Fluxdilution, und dieser war niedriger als früher (160/100). Er wirkt sehr zufrieden, die dunklen Augenringe treten nicht mehr so deutlich hervor. Er erklärt, dass er keinerlei Probleme mehr habe. Trotzdem kam er drei Monate später zu einer weiteren Nachkontrolle. Die Besserung hatte sich noch verstärkt. In dieser Zeit hatte er seinen Blutdruck nicht mehr gemessen.

Ein ungläubiger Patient

Ein Mann über fünfzig, mit Universitätsausbildung und einem starken lebenslangen Interesse für Esoterik. Seit 27 Jahren litt er an Arthritis, sein großer Zeh tat ihm seit 25 Jahren weh. Der Schmerz konnte manchmal ziemlich heftig sein. Im Laufe des letzten Jahres hatten sich die Probleme auf beide Hände, die Knie und auch unter dem Fußknöchel ausgebreitet. Er nahm ein entzündungshemmendes Mittel ein, doch hatte sich dieses als unwirksam erwiesen. Er probierte auch alternative Methoden aus und konsultierte verschiedene Ärzte. Die Probleme blieben jedoch weiter bestehen und wurden sogar noch schlimmer. Bald musste er nach Afrika aufbrechen. Ich empfahl eine *Fluxdilution* in der Potenz C200.

Drei Monate später nach seiner Rückkehr aus Afrika rief er mich an. Er wollte ein Treffen vereinbaren, um wie schon zuvor über Esoterik zu sprechen. Als ich ihn fragte, welche Fortschritte er nach Einnahme der Fluxdilution gemacht habe, entgegnete er: „Nun ... ich weiß nicht. Ich habe eine Zeit lang überhaupt keine Probleme gehabt. Aber ich glaube, das hat mit dem Aufenthalt in Afrika zu tun. Ich musste viel trinken und habe viel geschwitzt, das war also wie eine große Sauna." Als ich widersprach, dass viele Leute in Afrika krank geworden seien und dass man die Gesundheit schenkenden Qualitäten des dort üblichen Klimas für einen Europäer durchaus bezweifeln könne, kicherte er nur ins Telefon hinein.

Ich habe festgestellt, dass es einigen Menschen mit starren philosophischen oder religiösen Ansichten (und dazu zähle ich auch blinde Materialisten) schwer fällt, die Tatsache zu akzeptieren, dass Autopathie oder Homöopathie tatsächlich wirkt.

Trotzdem kam dieser Mann einige Monate später zu einer Nachkontrolle, erbat eine weitere *Flux Phiole* und brachte auch seine Frau mit.

Schmerzen

Im November 2002 kam eine Oberschülerin mit Kopfweh zu mir. In diesem Jahr war Kopfweh eine häufige Schmerzursache gewesen; in den letzten beiden Monaten war der Schmerz konstant. Sie hat sich mehreren Untersuchungen unterzogen, darunter auch Computertomographien, doch die Ursache ist ebenso wenig feststellbar gewesen wie das Heilmittel dafür. Oft leidet sie auch an Bauchweh, und alle zwei Monate hat sie Halsschmerzen mit einer Schwellung der Mandeln, immer begleitet von Erschöpfung und hoher Temperatur, so dass sie im Bett bleiben muss. Seit mehreren Jahren leidet sie an Asthma; dagegen nimmt sie täglich Medikamente ein und muss alle zwei Tage ein Spray gegen akute Anfälle benutzen. Ihr Asthma verschlimmert sich durch Ausflüge aufs Land.

Nachkontrolle im Januar: Die Kopfschmerzen sind eine Woche nach Anwendung der *Fluxdilution* in der Potenz C120 weggegangen und nicht wieder aufgetaucht. Das Bauchweh verschwand nach etwa einem Monat.

Wir erkennen hier die Wirkungsweise des Gesetzes vom Zentrum nach außen: Zuerst wird der Kopf geheilt und dann der Bauch. Im Dezember hatte sie im Abstand von vierzehn Tagen zweimal Halsweh mit einer Schwellung der Mandeln, aber wenig Schmerzen und ohne Fieber oder Erschöpfung. Jedes Mal hatte das Halsweh nur vier Tage gedauert. Zweimal hatte sie Schmerzen im Bereich des Handgelenks gehabt, wo es ihr vorher nie weh getan hatte. Der Schmerz bewegte sich vom Zentrum – dem Kopf – zur Peripherie – der Hand. Der Schmerz in ihrem Handgelenk hat ihr nur leichte Beschwerden verursacht.

Ich fragte sie, ob sie über ihre Behandlung mit ihren Mitschülern oder Freunden gesprochen hätte. Sie sagte, dass sie das getan hätte und erklärte, niemand hätte irgendwelche besonderen Bemerkungen darüber gemacht. Alle akzeptierten Autopathie als einen völlig normalen und wirksamen Behandlungsansatz. Nur ein Mitschüler hatte zu ihr gesagt, das sei unsinnig, weil ja nichts in dem Wasser wäre. Junge Menschen sind sehr offen für neue Dinge. In der Homöopathischen Akademie in Prag, die ich leite, habe ich in den letzten paar Jahren einen großen Anstieg bei der Zahl von Studenten zwischen 17 und 30 Jahren festgestellt.

Frauenleiden um das Alter von 50

Die Patientin ist zehn Jahre lang zur homöopathischen Behandlung zu mir gekommen. Durch die Homöopathie ist sie von einem Ekzem, Müdigkeit und vielen anderen Problemen genesen. In diesen zehn Jahren hat sie nur drei homöopathische Heilmittel verwendet, jedes in unterschiedlichen Potenzen. Sie hat ihre Zufriedenheit mit der Behandlung geäußert und erklärt, dass sie sich dadurch weitaus besser als jemals zuvor fühle. Im Alter von 48 Jahren begann sich ihre Menstruationsblutung jedoch plötzlich auf bis zu vierzehn Tage auszudehnen. Sie war schmerzfrei, aber von großem Blutverlust begleitet. Der Gynäkologe entdeckte ein kleines Fibrom, führte eine Kürretage aus und setzte sie auf eine Hormonbehandlung. Danach begann sie sich äußerst erschöpft zu fühlen, was dem Blutverlust zugeschrieben wurde. Sie hatte Atemschwierigkeiten und musste aktiv daran denken zu atmen. Im Gesicht und an den Händen litt sie an Schwellungen. Wie vorher dauerte ihre Menstruation ohne Unterbrechung vierzehn Tage hintereinander, mit starken Blutungen. Außerdem begann sie geistig abzubauen; ihr Denken wurde chaotisch und sie war nicht mehr in der Lage, etwas zu organisieren. Sie begann an Depressionen zu leiden. Wenn sie eingeschlafen war, wachte sie in der Regel schwer atmend und unter Schock auf und versuchte, wieder Luft zu bekommen. Ihr Schlaf hatte sich verschlechtert.

Nachdem dieser Zustand drei Monate angehalten hatte, brach sie die Hormonbehandlung ab und suchte mich nach einer längeren Pause wieder auf. Ich empfahl ein homöopathisches Heilmittel. Sie nahm es während eines Zeitraums mit sehr starken Blutungen, als sie mehrere Tage ans Haus gefesselt war. Nach zwei Tagen regulierte sich die Blutung von selbst. In den nächsten elf Monaten dauerte die Menstruation jedes Mal sechs Tage, mit normaler Intensität, und die Periode kam entweder eine Woche zu früh oder eine Woche zu spät. Dann hatte sie einen Rückfall; die Blutung verlängerte sich wieder auf vierzehn Tage und verlief sehr heftig. Sie nahm das gleiche Heilmittel in der Potenz 10M, doch die Blutung blieb anderthalb Monate und sie musste sich aufgrund von Erschöpfung hinlegen. Dann hörte die Blutung auf, und sie erlebte im Verlauf der nächsten vierzehn Tage eine physische und geistige Wiederherstellung. Neun Monate später begannen die lange anhaltenden heftigen Blutungen jedoch erneut. Sie nahm wieder das gleiche Heilmittel in der Potenz 50M, und alles regulierte sich sechs Monate lang wieder von selbst mit einer schwankenden normalen Periode. Dann ein weiterer Rückfall – lange anhaltende Blutungen begleitet von Erschöpfung und Depression. Wir sehen, wie sich in manchen Fällen die Wirkung eines Heilmittels verringert, obwohl es in immer höheren Potenzen verabreicht wird. Da ist nur eine Schlussfolgerung möglich: Die Frequenzstruktur hat sich verändert, während das Heilmittel das gleiche geblieben ist. Die Resonanz auf das Heilmittel wurde schwächer und klang ab. Etwas wurde gebraucht, was näher an die Sache herankam. Die Patientin stellte eine *Fluxdilution* in der Potenz C30 für sich her.

Die depressiven Zustände waren bald verschwunden, während die Erschöpfung und die Blutungen noch weitere achtzehn Tage anhielten. Nach einem Monat hatte sie sich erholt und strahlte Heiterkeit aus. Ihre Periode ging normal fünf Monate lang weiter, bis vor kurzem zwei Blutungen ausblieben. Sie ist jetzt fünfzig und daher in einem Alter, wo mit dem Aufhören ihrer Menstruation zu rechnen ist. Weder die depressiven Verstimmungen noch die Erschöpfung sind wieder aufgetaucht. Sie fühlt sich gut. Ihr Freund sagte mir, dass sie jetzt sehr jugendlich wirke, was ich nur bestätigen konnte.

Trotzdem hören in der ganzheitlichen Therapie Fälle nicht mit Teilerfolgen auf, und es könnte sich daher als notwendig erweisen, dass diese Frau weitere Fluxdilutionen aus ihrem eigenen Speichel anwendet. Wir hoffen, dass ihre Gesundheit in der Zwischenzeit weiterhin dieselbe Besserung wie bisher zu verzeichnen hat.

Die Behandlung von Tieren und Pflanzen

Auch Tiere und Pflanzen haben eine schöpferische Grundlage im hohen Frequenzbereich. Dies behauptet jedenfalls Swedenborg, und es wird bestätigt durch unsere eigene Erfahrung mit homöopathischen Heilmitteln, die bei Tieren und Pflanzen ebenso wie bei Menschen wirken. Bei Tieren ist, anders als bei Menschen, die Möglichkeit einer individuellen Betrachtung relativ begrenzt und die Verordnung des möglichst genauen Heilmittels ein Problem; deshalb werden bei ihnen potenzierte Zubereitungen aus ihrem Blut, Ausschwitzungen von Krankheiten, Harn oder Speichel häufiger verwendet als bei Menschen. Ich selbst habe keine persönliche Erfahrung mit Autopathie bei Tieren, möchte jedoch aus dem Buch des sehr erfahrenen Tierarztes Dr. George Macleod Folgendes zitieren: „Autonosoden[9] werden gewöhnlich bei der Behandlung von Fällen verwendet, die auf keine Therapie ansprechen, wo passend ausgewählte Heilmittel nicht den gewünschten Erfolg haben. In solchen Fällen bringen Autonosoden in der Regel beachtenswerte Ergebnisse zustande." Das Buch erwähnt den autopathischen Behandlungsansatz nur sehr kurz, was für das Thema im Allgemeinen typisch ist.

Im Falle von Pflanzen ist die Suche nach einem *Simile* offenbar sogar noch problematischer als für Tiere. Deshalb wissen wir auch so wenig über die Arbeit von Homöopathen bei Pflanzen, und deshalb gibt es keine Speziallliteratur über dieses Thema. Die Regel befolgend, wonach man Verordnungen entsprechend der Signaturenlehre wählt, ist es mir gelungen, ein homöopathisches Heilmittel für einen Walnussbaum in unserem Garten zu finden, der vom Wind beschädigt worden war. Als Folge eines Sturms hatte er ein Drittel seiner Krone verloren und hatte rasch begonnen, morsch zu werden; er entwickelte große Aushöhlungen und trocknete aus, seine Nüsse waren von schlechter Qualität und die Blätter voller Flecken. Ich ging von folgendem Standpunkt an die Sache heran: Die Früchte des Baumes waren wie ein Schalentier, eine Austernmuschel. Der weiche Kern wird von einer harten Schale umhüllt. Das aus der Austernschale hergestellte homöopathische Heilmittel ist *Calcarea carbonica (Calcium carbonicum)*. Die Probleme dieses Konstitutionstyps verschlimmern sich oft durch Wind. Es handelt sich um Menschen, die gerne an einem Ort bleiben, wo sie sich zu Hause fühlen (wie ein Baum). Der Walnussbaum braucht eine Menge Kalzium, dasselbe Material, aus dem die Austernschale gebildet wird. Von diesen Überlegungen ausgehend, steckte ich eine Tablette *Calcarea carbonica* C30 unter die Rinde in eine Art Tasche, die ich mit dem Messer ausgeschnitzt hatte. Der Verfall des Baumes wurde damit zum Stillstand gebracht, die Aushöhlungen zogen sich etwas zusammen, und in den Lücken der Krone wuchsen neue Äste. Das ist ungefähr fünfzehn Jahre her, der Baum hält sich noch immer gut und er hat vielen weiteren Stürmen widerstanden. Wenn Sie einen Walnussbaum haben, dann probieren Sie einmal *Calcarea carbonica* bei ihm aus.

Versuchen Sie es bei anderen Bäumen mit *Autopathie*. Die beste Methode besteht darin, Pflanzensaft nach den in diesem Buch dargestellten Richtlinien zu verdünnen oder alternativ ein Blatt, das in einem Mörser mit destilliertem Wasser und einem Stößel aus Keramik zerkleinert wird. Mörser und Stößel sollten neu sein und vor Gebrauch kräftig über einer Gasflamme erhitzt werden, um jegliche Fingerabdrücke zu entfernen. Es könnte sogar ausreichen, ein lebendiges Blatt, das noch mit der Pflanze verbunden ist, zwei Stunden lang in destilliertem Wasser einzuweichen. Andere Methoden, um Material für eine Potenzierung zu erhalten, überlasse ich der Phantasie der Gärtner.

Die Fluxdilution sollte in Wasser getropft werden, das dann sofort über die ganze Pflanze, vor allem aber über ihre Blätter versprüht wird. Wo mehrere Pflanzen der gleichen Art krank sind, zum Beispiel in einem Gartenbeet oder einer Aufforstung, kann das Material für die Fluxdilution von nur einer kranken Pflanze verwendet werden.

TEIL IV

Selbstheilung

Wenn Sie den autopathischen Behandlungsansatz wählen, empfiehlt es sich, die Dienste eines fachkundigen Beraters zu nutzen, der eine Ausbildung abgeschlossen hat, eine gewisse Menge an Erfahrung besitzt, der weiß, wie sich Fälle, die ähnlich wie Ihrer sind, entwickeln und Ihren Problemen gegenüber einfühlsam ist. Besonders bei ernsteren Beschwerden brauchen Sie jemanden, auf dessen Rat Sie sich in kritischen Momenten verlassen können. Möglicherweise kennen Sie eine solche Person nicht und können keine finden. Vielleicht möchten Sie aber auch nach niemandem suchen und es lieber selbst ausprobieren. Wenn dies der Fall ist, dann ist die autopathische Selbstbehandlung zweifellos geeignet und anwendbar für Sie. Sie ist leicht zugänglich und kann von jedem genutzt werden – heute oder spätestens morgen. Außerdem wirkt Autopathie in keiner Weise störend auf andere Behandlungsverfahren und bringt keine fremden Schwingungen in den Organismus hinein. Sie kann auch auf ganz natürliche Weise als Ergänzung für jede Form von Therapie angewendet werden, als Zusatzbehandlung zur Stärkung der körperlichen und seelischen Verfassung des betreffenden Menschen usw. Der Gebrauch von konventionellen Arzneimitteln macht die Autopathie nicht wirkungslos. Im Unterschied zu üblichen Medikamenten liegt der Einfluss der Autopathie in einem spirituellen Bereich, wo es keine Konkurrenz für sie geben kann. Sie wirkt auf einer anderen, höheren Ebene. Deshalb zeigen Personen, die Medikamente einnehmen, nahezu identische Fortschritte wie solche, die das nicht tun. Eine schulmedizinische Behandlung beeinträchtigt im Allgemeinen die Wirkungen der autopathischen Methode nicht. Natürlich besteht das Ziel darin, den Gesundheitszustand des betreffenden Menschen in dem Maße zu bessern, dass keine Medikamente mehr notwendig sind.

Kurzinformation für die selbständige Arbeit bei sich oder anderen

(mit Anwendung der autopathischen *Flux Phiole* ohne Mithilfe eines erfahrenen Beraters)

1. Wählen Sie die individuell passende Wassermenge für die Verdünnung beim ersten Gebrauch der autopathischen *Flux Phiole* (s. Seite 157) je nach dem Persönlichkeitstyp:

1 Liter (C40)
bei sehr stark disharmonischen Fällen mit länger bestehenden ernsten, entweder augenblicklichen oder früheren, Problemen; bei Fällen mit sehr schwacher Vitalität, besonders bei Menschen über 60

2 Liter (C80)
bei jungen Menschen oder Menschen mittleren Alters mit schwacher Vitalität und einer langen Krankheitsgeschichte mit anhaltenden schweren Problemen

3 Liter (C120)
für Menschen mit durchschnittlicher Vitalität und einer Krankheitsgeschichte mit länger bestehenden Problemen; für Menschen über 60 mit guter Vitalität und kleineren augenblicklichen oder früheren Problemen

5 Liter (C200)
für Menschen mit einem zufrieden stellenden Zustand von Harmonie und Vitalität mit kleineren augenblicklichen oder früheren ständigen Problemen in Fällen von Menschen unter 60

über 5 Liter
für Menschen mit dem Gefühl von geistiger Disharmonie, aber ohne augenblickliche oder frühere ernstere Störungen auf der physischen Ebene; relativ gesunde Menschen mit dem Wunsch nach geistigem Wachstum (Verbesserung von Konzentration, Gedächtnis, Geistesschärfe, Einsicht, Vitalität, Stimmung usw.) oder erhöhter Widerstandskraft gegenüber mentalem und physischem Stress

Wenn Sie Zweifel haben, zu welcher Kategorie Ihr Fall gehört, dann halten Sie sich an die kleinere Wassermenge.

2. Schreiben Sie in einem speziellen Tagebuch oder Notizheft in kurzer Form alle ihre augenblicklichen, subjektiv beobachteten Disharmonien, Beschwerden oder Probleme und Wahrnehmungen im mentalen wie im physischen Bereich auf. Widerstehen Sie der Versuchung, Diagnosen zu stellen. Jede Unpässlichkeit bekommt eine eigene Zeile. Es wird alles notiert, was Sie bei sich verbessern möchten.

3. Bei der Herstellung und Anwendung der Fluxdilution verfahren Sie entsprechend dem Leitfaden, der jeder *Flux Phiole* beiliegt und auch weiter unten nochmals abgedruckt ist. Berücksichtigen Sie dabei die empfohlene Wassermenge, die für Ihren Zustand geeignet ist (siehe unter Punkt 1).

4. Tragen Sie regelmäßig alle auffallenden Veränderungen in dem von Ihnen empfundenen oder medizinisch diagnostizierten Zustand in das Tagebuch ein. Zum Beispiel: *7. 10. 2002 – Kopfschmerzen am Nachmittag.* Oder: *10. 11. 2002 – Magenschmerzen viel besser.* Oder: *3. 3. 2003 – Hautausschlag an der rechten Hand verschwunden; am Nachmittag eine Körpertemperatur von 37,7 °C.* Auf diese Weise machen Sie sich Notizen, manchmal nur einmal im Monat, manchmal dreimal in der Woche, je nachdem ob sich irgendetwas ereignet hat oder nicht.

5. Kommen Sie nach anderthalb Monaten auf die erste Eintragung zu Anfang zurück und lesen Sie sich jede Unpässlichkeit einzeln durch. Halten Sie bei jeder inne und stellen sich selbst Fragen wie: Habe ich das immer noch? Ist es noch genauso? Hat es sich verändert und wie? – Schreiben Sie die Antworten unter dem aktuellen Datum der Überprüfung auf. Wenn sich etwas gebessert hat, wird Ihr Vertrauen wachsen. Am Anfang mag es nur eine kleine Veränderung in der Psyche sein – eine irrationale Angst ist verschwunden, der Schlaf hat sich ein wenig gebessert usw. Wir bleiben uns dessen bewusst, dass in Fällen von länger anhaltenden Disharmonien der Prozess der Harmonisierung allmählich verläuft, manchmal lange und nicht immer einfach ist, was von unserem inneren karmischen Zustand abhängig ist. Je länger wir ein Problem haben, desto länger wird auch der Heilungsprozess dauern.

6. Führen Sie die unter Punkt 4 beschriebene Überprüfung alle zwei oder vier Monate aus oder auch nach eigenem Ermessen, aber nicht mehr als einmal im Monat bei der Behandlung von seit langem bestehenden

chronischen Beschwerden, außer bei Krisen usw. Vergleichen Sie die Situation mit der vorherigen Überprüfung und mit der Anfangssituation. Schreiben Sie auch alles auf, was wir als „Lebensgefühl" bezeichnen.

7. Wenn Sie feststellen, dass irgendwelche Beschwerden, die durch Autopathie *bereits geheilt waren* oder *sich deutlich gebessert hatten,* nun wieder in den Zustand vor der Therapie zurückfallen und weiter bestehen bleiben, dann stellen Sie erneut eine Fluxdilution her, diesmal aber mit einer größeren (gewöhnlich der *doppelten*) Wassermenge als die in der Anfangsphase verwendete, damit Sie eine höhere Potenz erhalten. Dies sollte erfahrungsgemäß aber erst *frühestens* nach drei Monaten geschehen. Tun Sie dasselbe, wenn es über einen längeren Zeitraum von mehreren Monaten keine weiteren Veränderungen zum Besseren mehr gibt.

Werfen Sie das Tagebuch mit Ihren Aufzeichnungen nicht weg. Es kann sich noch viele Jahre später als nützlich erweisen.

Bei der Behandlung eines Partners, Freundes oder Kindes usw. sind die gleichen Regeln anzuwenden. Jeder muss sein eigenes Tagebuch führen.

Wenn Sie sich nicht sicher sind, dann studieren Sie dieses Buch oder wenden sich an einen fachkundigen Berater.

Gebrauchsanleitung für die autopathische Flux Phiole

Die folgenden Anleitungen sollten vor der Herstellung der Fluxdilution sorgfältig gelesen werden.

In der Regel wird die Fluxdilution von der Person hergestellt, die sie auch selbst anwendet (obwohl dies keine Notwendigkeit ist).

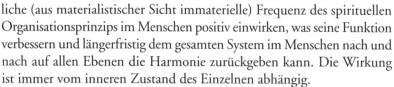

Funktion: Die *Flux Phiole* ist zur Herstellung einer Verdünnung des eigenen Speichels zu einer feinstofflichen Form mittels Fluxionspotenzierung bestimmt. Die hergestellte Fluxdilution wird ausschließlich von der Person angewendet, von welcher der Speichel stammt.

Philosophie: Durch Resonanz kann ein hochverdünntes Produkt auf die feinstoffliche (aus materialistischer Sicht immaterielle) Frequenz des spirituellen Organisationsprinzips im Menschen positiv einwirken, was seine Funktion verbessern und längerfristig dem gesamten System im Menschen nach und nach auf allen Ebenen die Harmonie zurückgeben kann. Die Wirkung ist immer vom inneren Zustand des Einzelnen abhängig.

Was Sie benötigen:

1. eine *Flux Phiole,* siehe Seite 157, (originalverpackt)
2. mehrere Liter natürliches Mineralwasser ohne Kohlensäure und mit möglichst geringem Mineralgehalt* (die benötigte Wassermenge ergibt sich aus der empfohlenen Potenz der Fluxdilution nach den Richtlinien auf Seite 145).
3. ein haushaltsübliches Deinfektionsmittel
4. für Speichelentnahme beim Kleinkind: eine steril verpackte Tropfenpipette

Die Herstellungszeit beträgt inklusive Aufräumen maximal eine Stunde.

Wie Sie vorgehen:

1. Putzen Sie sich gründlich die Zähne, verwenden Sie dazu keine Zahnpasta. Entfernen Sie gegebenenfalls alle Kosmetik- und Pflegemittelrückstände von Ihren Lippen. Essen, trinken oder rauchen Sie anschließend zwei Stunden lang nicht und nehmen Sie währenddessen auch nichts in den Mund (Fingernagel, Bleistift, Briefmarke usw.). Bei der Herstellung der Fluxdilution sollte möglichst niemand außer Ihnen im Raum sein. Wenn Sie die Fluxdilution für jemand anderen herstellen, sollten Sie während der gesamten Herstellungsphase einen Einmal-Mundschutz oder ein Tuch vor Mund und Nase tragen, damit sich beim Sprechen oder Niesen usw. keine Tröpfchen Ihres eigenen Speichels auf die Fluxdilution übertragen. Bei einem Kleinkind entnehmen Sie den Speichel (ein Tropfen genügt) am besten direkt nach dem Aufwachen mit der Tropfenpipette. *(Für die Behandlung eines Kleinkindes wird in jedem Fall empfohlen, einen fachkundigen Autopathie-Berater heranzuziehen.)*

2. Nehmen Sie die *Flux Phiole* aus der Schutzfolie. Fassen Sie die *Flux Phiole* dabei nur am Hals oder am Fuß an. Stellen Sie die *Flux Phiole* so auf, dass das Wasser aus dem schrägen unteren Überlaufrohr in ein Waschbecken oder ein anderes Auffanggefäß abfließen kann. Kommen Sie dabei nicht mit der Innenseite des Trichters in Berührung.

3. Spucken Sie zuerst einmal aus. Sammeln Sie dann in Ihrem Mund reichlich Speichel und spucken Sie diesen in die Mitte des Trichters der *Flux Phiole*.

4. Unmittelbar darauf gießen Sie die empfohlene Wassermenge in den Trichter. Achten Sie dabei auf Folgendes: Halten Sie die Öffnung der Wasserflasche etwa 5 cm vom Trichterrand entfernt. Die Wasserflasche darf die Trichteröffnung nicht berühren. Idealerweise sollte das Wasser beim Einfüllen in den Trichter eine glatte Oberfläche bilden, doch ist dies nicht unbedingt notwendig. Sollte Ihnen etwas Wasser überlaufen, ist das kein Problem. Unterbrechen Sie den Vorgang des Wassereinfüllens nicht. Wenn Sie größere Wassermengen verwenden, empfiehlt es sich, alle dafür benötigten Wasserflaschen bereits *vor* dem Beginn des Einfüllens zu öffnen, damit der Vorgang nicht unterbrochen werden muss.

5. Sobald die benötigte Wassermenge durch die *Flux Phiole* geflossen ist, ist die Fluxdilution gebrauchsfertig. Führen Sie sogleich die *Flux*

Phiole zum Mund und heben Sie diese so weit an, dass die noch darin enthaltene Flüssigkeit aus dem Überlaufrohr direkt in Ihren Mund fließt. Wenige Tropfen genügen schon. Behalten Sie die Tropfen vor dem Hinunterschlucken noch kurz im Mund. Essen oder trinken Sie danach weitere zehn Minuten lang nichts.

6. Geben Sie die *Flux Phiole* in die Schutzfolie zurück und entsorgen Sie diese mit dem Altglas. Achten Sie darauf, dass die verdünnte Substanz nicht um das Waschbecken herum tropft. Reinigen Sie das Waschbecken nach etwa einer halben Stunde gründlich mit dem Desinfektionsmittel *(niemals unmittelbar nach der Herstellung, damit auch die feinstofflichen Schwingungen entfernt werden!).*

7. Die *Flux Phiole* ist nur zum einmaligen Gebrauch bestimmt. Sie sollte niemals erneut für eine andere Person verwendet werden. Dies würde zur Vermischung der feinstofflichen Schwingungen von zwei Personen führen, einer so genannten „Cross-Contamination", und die Fluxdilution würde dann keine mehr Wirkung zeigen. Auch aus der Herstellung von homöopathischen Verdünnungen ist bekannt, dass es ein „Gedächtnis des Glases" gibt, das feinstoffliche Informationen selbst dann noch zurückbehalten kann, wenn der frühere Inhalt schon lange entleert worden ist.

   Es muss auch dann eine neue *Flux Phiole* eingesetzt werden, wenn die Herstellung einer Fluxdilution für dieselbe Person wiederholt wird, damit die verdünnte Substanz nur in Resonanz mit dem augenblicklichen individuellen Zustand ist.

8. Eine auf diese Weise hergestellte Fluxdilution kann die Aktivität des nicht-materiellen spirituellen Organisationsprinzips langfristig – über Monate oder länger – einstimmen und wird nur einmal angewendet (das genügt vollkommen!). Eine autopathische Anwendung wird im Allgemeinen frühestens nach drei Monaten wiederholt. Wenn es Gründe für eine weitere Anwendung gibt, wird bei der Herstellung der Fluxdilution die verwendete Wassermenge erhöht (in der Regel verdoppelt). 1 Liter Wasser ergibt eine Verdünnung von C40 (zu höheren Potenzen siehe die Übersicht auf Seite 145).

9. Es ist durchaus angeraten, einen fachkundigen Autopathie-Berater heranzuziehen. Dieser kann beispielsweise den Verdünnungsgrad des Speichels empfehlen und Sie auch entsprechend Ihrer Entwicklung beraten, wann und in welcher Potenz die nächste Dosis verwendet

werden sollte und ob ein weiteres autopathisches Eingreifen in die Frequenz des spirituellen Organisationsprinzips angebracht erscheint oder nicht. Die langfristige Entwicklung nach Anwendung der Flux-dilution verläuft nicht unbedingt linear; es handelt sich immer um einen individuellen Prozess, der gemäß der inneren Entwicklung und dem ihr entsprechenden Zustand des jeweiligen Menschen verläuft. Es empfiehlt sich, zu regelmäßigen Nachkontrollen zu gehen. Adressen von Autopathie-Beratern finden Sie im Internet unter www.autopathie.de oder auch unter www.windpferd.de.

10. Machen Sie sich Notizen über Ihren Zustand in einem eigens dafür angelegten Tagebuch und bringen Sie dieses zu den Untersuchungen mit. Tragen Sie unter Angabe des jeweiligen Datums nur auffallende Veränderungen in Ihrem Zustand ein, die Sie entweder selbst beobachtet haben oder die durch Überprüfung festgestellt wurden.

11. Die autopathische Anwendung von hochverdünntem Speichel ist kein Ersatz für eine medizinische Betreuung. Sie kann auch zusätzlich als ergänzende und unterstützende Methode eingesetzt werden und wirkt sich nicht störend auf andere Verfahren aus.

---

* Der Gebrauch von Leitungswasser ist *normalerweise* aufgrund der darin enthaltenen Beimischungen (Chlor, Nitrate, Ozon usw.) nicht empfehlenswert. Wenn dieses einwandfrei ist oder Sie Zugang zu einer sauberen Quelle haben, können Sie natürlich auch dieses Wasser nehmen. Am sichersten ist die Verwendung von regelmäßig durch Kontrollanalysen überprüftem Quellwasser, das auch für die Nahrungszubereitung empfohlen wird. In Deutschland firmiert dieses Wasser unter dem Begriff *natürliches Mineralwasser ohne Kohlensäure*. Bitte überprüfen Sie die Angaben auf dem Etikett auf einen *möglichst geringen Mineralgehalt* und vermeiden Sie Mineralwasser mit besonders hervorgehobenen Heilwirkungen [Anm. d. Übs.].

Kurse

Anfang 2003 habe ich damit begonnen, Kurse in Autopathie zu organisieren. Ich habe die Entwicklung einer großen Zahl von Menschen, die sich einer autopathischen Behandlung unterzogen, genau überwacht und in diesem Prozess viel gelernt. Dazu bringe ich das Wissen und die Erfahrung meiner 22-jährigen homöopathischen Praxis und meiner Vorträge an der Homöopathischen Akademie in Prag mit. Dies alles möchte ich an Menschen weitergeben, die vorhaben, als Autopathie-Berater in der Familie, im Freundeskreis oder professionell als Heilpraktiker, Ärzte, Psychologen usw. tätig zu sein, sowie auch an Menschen, die sich selbst heilen wollen.

Fallanalysen von der Erstkonsultation und den folgenden Nachkontrollen stehen im Mittelpunkt meiner Vorträge. Einige der Patienten, die sich Rat bei mir holten, gaben ihre Einwilligung, dass unsere Konsultationsgespräche auf Video aufgezeichnet und zu Lehrzwecken verwendet werden können. Jeder Fall ist anders, individuell, doch lässt sich darin vieles von generellem und gemeinsamem Interesse entdecken, das uns bei anderen Fällen helfen kann: der Aufbau eines autopathischen Interviews, wie die Nachkontrollen durchzuführen sind, wann zu entscheiden ist, die Potenz einer Fluxdilution zu erhöhen, die charakteristischen Merkmale und Eigenschaften eines Menschen, die uns darin leiten, die richtige Potenz zu wählen, Fehler, die während der Herstellung einer Fluxdilution auftreten können usw. Es gibt viele Themen; eines von ihnen ist die „Kunst" zu erklären, wie die Fluxdilution wirkt, also die mit dieser Methode verbundene Philosophie. Wenn jemand nichts darüber weiß und sich nur auf die technische Seite konzentriert, wird er schwer Heilung erfahren. Das liegt nicht an der Einstellung „Dein Glaube hat dir geholfen", aber andererseits wieder doch: Mit anderen Worten, wer nur eine seltsame und ungewöhnliche Methode darin sieht, die Fluxdilution herzustellen, die er nach kurzer Zeit vergessen kann, wird vermutlich jegliche positiven Veränderungen anderen, leichter zu akzeptierenden, „realistischeren" und begreiflicheren Faktoren und Erklärungen zuschreiben und, wenn die Wirkung der ersten Fluxdilution sich nach vielen Monaten oder Jahren abzuschwächen beginnt, wahrscheinlich nicht mehr darauf zurückkommen. Andererseits überwacht ein Berater dutzende oder hunderte von Fällen und ist wirklich in der Lage zu erkennen, dass diese

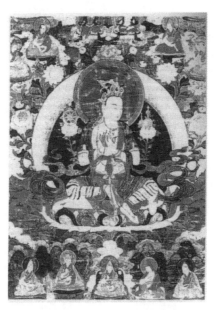

Der zukünftige Buddha Maitreya mit einem Kundika genannten Gefäß zu seiner Linken. Das Gefäß enthält klares Wasser, das die Welt heilen soll. Thangka-Malerei auf Leinwand, Tibet, 18. Jahrhundert, in der Prager Nationalgalerie (Bildausschnitt)

sich in mancher Hinsicht vollkommen gleich entwickeln und dass die Anwendung der Fluxdilution bei jedem Fall der Wendepunkt war. Mit solchen Dingen muss der Berater vertraut sein. Die Arbeit findet in dem höheren schöpferischen Schwingungsbereich statt, der manchmal auch als spirituell bezeichnet wird. Es handelt sich um spirituelle Beratung. Damit der Berater feststellen kann, was dort oben auf der spirituellen Ebene geschieht, wo er mittels Resonanz tätig werden und die er verbessern oder heilen möchte, muss er zuerst lernen, das zu überwachen, was unten, in dem unseren Sinnen zugänglichen Bereich, in Körper und Geist vor sich geht. Er ist so etwas wie der Bote von gutem Karma. In früheren Zeiten waren Spiritualität und Heilung eng miteinander verbunden. Lehrer und Heiler waren immer auch spirituelle Berater oder Führer. Und so ist es auch heute, obwohl ganz anders als früher, in der Autopathie.

Die Kursteilnehmer können Erfahrungen austauschen und zusammen lernen und arbeiten. Die gemeinsame Erfahrung stärkt die Überzeugung, dass Autopathie in hohem Grade wirkungsvoll und notwendig ist – in der Tat etwas, wofür unsere eigenen Zeitverhältnisse bereit sind.

Zum Abschluss möchte ich noch gerne eine kleine Bemerkung machen. Nach Meinung von Astrologen soll das neue Jahrtausend zum Wassermann-Zeitalter gehören. In den letzten Jahren haben wir tatsächlich erlebt, dass das Element Wasser eine außergewöhnliche Rolle zu spielen begann. Beispiellose Regenfälle und Überschwemmungen sind vor kurzem in unser Leben getreten. Und auch die Autopathie, ein Heilverfahren mit Hilfe von Wasser, das Harmonie bringt. Wasser kann zerstören und helfen – immer in Harmonie damit, was wir für unser Denken und Handeln erbitten.

Anmerkungen

1. 1. Aufl. 1810; Standardausgabe 6. Aufl. 1842
2. vgl. Rajan Sankaran: *The Spirit of Homeopathy; The Soul of Remedies*
3. April 1884, Seite 83
4. 23. Jahrgang, Heft Nr. 2, Seite 59
5. Othon A. Julian: *Materia medica der Nosoden*. 7. Aufl. 1991. Haug Verlag, Heidelberg
6. C. W. Daniel, 1998
7. *Faces of Homeopathy*, Great Auk Publishing, 1999
8. *Organon der Heilkunst*, op.cit., § 270, Seite 283 f.
9. *Veterinary Homeopathy;* C. W. Daniel, 1998. – Autonosoden sind hochverdünnte Sekrete und Ausschwitzungen von einem kranken Tier.

Literaturhinweise

Ashin Ottama: *Karma, Rebirth, Samsara*. Dharma Gaia, Prag 1999
Bailey, Philip M.: *Carcinosinum*. 1998 (Selbstverl.)
Book of the Kindred Sayings (Sanyutta-Nikaya). Übers. von Rhys-Davids u. Woodward. Pali Text Society, London 1975
British Homeopathic Library (Web-Seite)
Cehovsky, Jiri: *Homeopathy – more than a cure*. Alternativa, Prag 1994/1999
Coats, Callum: *Living energies*. Dt. Ausg. *Naturenergien verstehen und nutzen; Viktor Schaubergers geniale Entdeckungen*. Omega, Düsseldorf 1999
Hahnemann, Samuel: *Organon der Heilkunst*. Standardausgabe der 6. Auflage. Hrsg. von Josef M. Schmidt. Haug, Stuttgart 1999
Halevi, Z'ev Ben-Shimon: *The Way of Cabbala*. Dt. Ausg. *Der Weg der Kabbalah*. Droemer-Kanur, München 1993
Homeopathic software Kent. Alternativa/Medisoft, Prag 1996
Kent, James Tyler: *Lectures on Materia Medica*. Dt. Ausg. *Kents Arzneimittelbilder; Vorlesungen zur homöopathischen materia medica*. 9. Aufl. Haug, Heidelberg 1993
ders.: *Lectures on homeopathic philosophy*. Dt. Ausg. *Zur Theorie der Homöopathie*. 4. Aufl. Haug, Heidelberg 1996
ders.: *Kent's minor writings on homeopathy*. Haug, Heidelberg 1987
Macleod, George: *A Veterinary Materia Medica and Clinical Repertory*. C.W. Daniel, Saffron Walden 1983

Murphy, Robin: *The Medical Repertory*, Hahnemann Academy of North America, 1998

Narada Maha Thera: *The Buddha and His Teachings*. The Buddhist Publication Society, Kandy 1980

Nyanasatta Thera: *Basic Tenets of Buddhism*. Ananda Semage, Rajagiria (o.J.)

Sankaran, Rajan: *The Soul of Remedies*. Homoeopathic Medical Publications, Bombay 1997

Superstring-Theorie (Web-Seite)

Swedenborg, Emanuel: *Himmel und Hölle, Visionen und Auditionen*. Swedenborg-Verlag, Zürich 1992

ders.: *Von Seele, Geist und Leib*. Swedenborg-Verlag, Zürich 1956

Warkentin, David K.: *Reference Works; articles and references* (homöopathische Software)

Watson, Ian: *A Guide to the Methodologies of Homeopathy*. Cutting Edge Publications, Kendal 1999

Winston, Julian: *The Faces of Homeopathy*. Great Auk Publishing, Wellington 1999

Kontaktadressen und Bezugsquellen

Sie können den Autor unter folgender Adresse erreichen:
Jiri Cehovsky · Elisky Premyslovny 380, 15600 Prag 16,
Tschechische Republik (Korrespondenz bitte in Englisch)
www.autopathy.info.
Weitere Informationen erhalten Sie außerdem unter www.autopathie.de
und www.windpferd.de (Seminarangebote zum Thema des Buches).

Flux Phiole

Die im Buch vorgestellte Flux Phiole zur Herstellung der Fluxdilution
erhalten Sie bei Schangrila Verlags- und Vertriebs GmbH,
Lindenstraße 45, D-87648 Aitrang, www.schangrila.de,
info@schangrila.de, Telefon 08343-581.

Seminare

Informationen über Seminare, auch in Deutschland, Österreich und der
Schweiz, sowie ein geplantes Forum zum Thema „Speichel – der heilende
Saft" finden Sie unter www.autopathie.com.

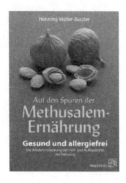

Henning Müller-Burzler

Auf den Spuren der Methusalem-Ernährung

Gesund und allergiefrei

Die Wiederentdeckung der Heil- und Aufbaukräfte der Nahrung

»Auf den Spuren der Methusalem-Ernährung« ist ein unverzichtbarer Ratgeber für jeden, der gesund werden und bleiben möchte: für Eltern und Kinder, für Vegetarier und Rohköstler. Zwei Themenbereiche sind besonders ausführlich beschrieben: 1. die große Bedeutung des Salzes und die Versorgung des Körpers mit allen notwendigen Nährstoffen sowie die heilenden Wirkungen der Trennkost, der Yin-Yang-Energien, des Ayurveda und von richtig angewandter Rohkost; 2. die Entstehung von Allergien und die damit verbundenen Erkrankungen, und deren dauerhafte Heilung – einzig und allein mit der Nahrung.

584 Seiten mit zahlreichen Illustrationen
ISBN 3-89385-437-1 · www.windpferd.de

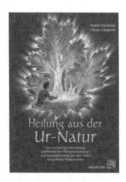

Shalila Sharamon · Bodo J. Baginski

Heilung aus der Ur-Natur

Die einzigartige Heilwirkung prähistorischer Pflanzenmineralien

Tiefgreifende und umfassende Gesundung geschieht durch pflanzliche Mikromineralien und Spurenelemente aus den Tiefen versunkener Regenwälder. Mehr als sieben Jahre haben die Autoren unermüdlich an den Vorbereitungen zu diesem Buch gearbeitet – auf einer Entdeckungsreise zu den effektivsten natürlichen Heilmitteln. Und sie fanden einen außergewöhnlichen Stoff in den Tiefen versunkener Regenwälder – in einer von Indianern als heilig verehrten Quelle, zu der diese auch ihre Kranken führten. Hier scheint es ein Mittel zu geben, welches die Selbstheilungskräfte des Körpers dermaßen anregt, dass selbst jahrzehntealte Beschwerden verschwinden, mit der einzigen Nebenwirkung einer wunderbaren Steigerung des Allgemeinbefindens. Shalila Sharamon und Bodo J. Baginski haben mit ihren Büchern immer wieder die Herzen ihrer Leser berührt.

304 Seiten · ISBN 3-89385-420-7 · www.windpferd.de

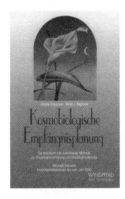

Shalila Sharamon, Bodo J. Baginski

Kosmobiologische Empfängnisplanung

Die natürliche und zuverlässige Methode zur Empfängnisplanung

Schon immer haben die Menschen nach Möglichkeiten gesucht, aus der Erkenntnis dieser Rhythmen größtmöglichen Nutzen zu ziehen. Mit der kosmobiologischen Methode lässt sich auf einfachste Art und Weise eine natürliche Empfängnisverhütung durchführen. Aber auch die günstigste Zeit für eine gewünschte Empfängnis lässt sich bestimmen, und mit außerordentlicher Wahrscheinlichkeit kann man voraussagen, ob das Kind ein Junge oder ein Mädchen wird. Jede Frau kann in kürzester Zeit ihre fruchtbaren Tage ermitteln und diese Daten zur Verhütung oder zur Empfängnis nutzen. Ab der 11. überarbeiteten Auflage enthält das Buch einen erweiterten kosmobiologischen Fruchtbarkeitskalender, der bis ins Jahr 2020 reicht.

248 Seiten · ISBN 3-89385-025-2 · www.windpferd.de

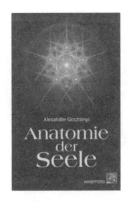

Alexander Gosztonyi

Anatomie der Seele

Jeder Mensch, der innerlich erwacht, wird eines Tages den Wunsch haben, bewusst zu leben. Er wird wissen wollen, was Sinn und Ziel seines Lebens sind, und fragen, wie er den Sinn seines Lebens erfüllen und seinem Ziel näher kommen kann.

Es ist seine Seele, die um den Sinn weiß und ihn zu seinem Ziel führt. Sie ist wissend und zur Führung des Menschen fähig, weil sie ein Funke aus Gott: ein Teilchen von Gottes Seele ist.

Jede Seele ist ein „Gedanke" Gottes. Der Sinn der menschlichen Existenz besteht darin, einen bestimmten „Gedanken" Gottes in der irdischen Welt: im Laufe der inneren Entwicklung zu verwirklichen.

Hardcover mit Schutzumschlag

716 Seiten · ISBN 3-89385-401-0 · www.windpferd.de